A. Clad E. Jacobs

Mikrobiologie

wort zur 3. Auflage

Das vorliegende Lehrbuch soll als Begleittext für den Krankenpflegeunterricht in Medizinischer Mikrobiologie und darüber hinaus als Nachschlagewerk für die im Krankenpflegebereich Tätigen dienen.

Gerade im Pflegebereich sind mikrobiologische Grundkenntnisse mit entscheidend für die fachgerechte Versorgung des Patienten. Die notwendigen Grundkenntnisse hierzu vermittelt das vorliegende Buch: der Text ist dabei bewußt knapp gehalten, damit das Wesentliche nicht in unnötigen Details untergeht. Wiederkehrende Grundprinzipien der medizinische Mikrobiologie werden aufgezeigt und verständlich dargestellt. Beispiele und Hinweise nehmen Bezug auf die tägliche Krankenpflegepraxis.

Die Autoren greifen auf langjährige Erfahrung in der virologischen und bakteriologischen Diagnostik sowie deren klinischen Anwendung zurück. Mehrere Jahre Unterrichtserfahrung an der Krankenpflegeschule sowie Anregungen von Frau Anne Clad als Krankenschwester fließen bei der Darstellung des Stoffgebietes mit ein.

Die Klausurfragen am Ende des Buches wurden an einer Krankenpflegeschule in Freiburg gestellt.

Die vorliegende Neuauflage unterscheidet sich von der letzten Auflage durch die Aktualisierung des Stoffes und den Einbau der gezielten Lernhilfen der »Grauen Reihe« mit aufweniger optischer Gestaltung und neuen Abbildungen. Dies soll dem Leser den Überblick erleichtern und die Anschaulichkeit des Buches erhöhen.

Unser Dank gilt dem Gustav Fischer Verlag und seinen Mitarbeitern Frau Dr. Martina Steinröder, Frau Antje Müller und Frau Ulrike Hartmann, die die Ergänzung und Umgestaltung des Buches anregten und die Umsetzung ermöglichten.

Frau Tanja Lange und Herrn Michael Gneiting von SRP Lübeck GmbH danken wir für die Gestaltung des Buches und die Bearbeitung der Abbildungen.

Wir freuen uns über diese Verbesserungen und hoffen, mit diesem Buch weiterhin bei möglichst vielen Lesern Verständnis und Interesse für die Medizinische Mikrobiologie zu wecken und gleichzeitig die Prüfungsvorbereitung erleichtern zu können.

Freiburg, 31.8.1996

Dr. med. Andreas Clad
Prof. Dr. med. Enno Jacobs
Ärzte für Medizinische Mikrobiologie
und Infektionsepidemiologie

weiser

Warum Sie mit diesem Buch effektiv lernen können

Alle Bände aus der Grauen Reihe werden speziell für die Vorbereitung auf das Krankenpflegeexamen erstellt. Die Auswahl der Themen richtet sich nach der Ausbildungs- und Prüfungsverordnung für Krankenpflegeberufe. Neben der kurzen und übersichtlichen Darstellung des jeweiligen Faches haben wir gezielte Hilfen für das Lernen und Wiederholen erarbeitet:

- Die Sprache des Textes ist klar und leicht verständlich.
- Kurze Sätze und Stichworte in der Randleiste wiederholen wichtige Fakten und Definitionen aus dem Text.
- Zahlreiche Abbildungen erhöhen die Anschaulichkeit und das Verständnis von schwierigen Zusammenhängen.
- Hinweise auf pflegerische Handlungen und Beobachtungen stellen die Verbindung von der Krankheitslehre zur Pflegepraxis her.
- Wiederkehrende Symbole erleichtern die Orientierung im Text.

Die Symbole und ihre Bedeutung

kennzeichnet Klinik und Diagnostik

steht für die Therapie eines Krankheitsbildes

Merke Diese Kästen enthalten besonders wichtige Hinweise

hebt die Hinweise zur Pflege hervor

weist auf Meldepflicht hin

Das Lektorat Pflege wünscht allen zukünftigen Krankenschwestern und -pflegern viel Spaß und Erfolg beim Lernen mit der Grauen Reihe.

Abkürzungsverzeichnis

®	Handelsname
☞	Siehe (Verweis)
↑	Hoch, erhöht
↓	Tief, erniedrigt
→	Daraus folgt
AIDS	Acquired Immunedeficiency syndrome
BSeuchG	Bundesseuchengesetz
CMV	Cytomegalie-Virus
DNA	Desoxyribonucleid acid Desoxyribonukleinsäure
E. coli	Escherichia coli
EBV	EBSTEIN-BARR-Virus
EHEC	Enterohämorrhagische Escherichia coli
EIEC	Enteroinvasive Escherichia coli
ELISA	Enzyme linked immunosorbent assay
EMP	Ethambutol
EPEC	Enteropathogene Escherichia coli
ETEC	Enterotoxinbildende Escherichia coli
FSME	Frühsommer-Meningoenzephalitis
HBcAg	Hepatitis-B-core-Antigen
HBeAg	Hepatitis-B-e-Antigen
HBsAg	Hepatitis-B-surface-Antigen
HBV	Hepatitis-B-Virus
HCV	Hepatitis-C-Virus
HDV	Hepatitis-D-Virus
HIB	Haemophilus-influenza-Serotyp-B
HIV	Human immunodeficiency virus
HSV	Herpes-simplex-Virus
HUS	Hämolytisch-urämisches-Syndrom
Ig	Immunglobulin
INH	Isoniazid
PCP	Pneumocystis-carinii-Pneumonie
PVP-Jod	Polyvinylpyrrolidon
PZA	Pyrazinamid
RMP	Rifampicin
RNA	Ribonucleid acid = Ribonukleinsäure
RS-Virus	Respiratory syncytial virus
S.	Streptococcus
SM	Streptomycin
Staph.	Staphylococcus
Tab.	Tabelle
UV	Ultraviolett
Vol%	Volumen %
VZV	Varizellen-Zoster-Virus
ZNS	Zentrales Nervensystem

Inhaltsverzeichnis

7 Pilze

8 Würmer

9 Gliedertiere

10 Schutzimpfungen

11 Tabellenanhang

Klausurfragen

1 Einführung

1.1 Geschichte der Mikrobiologie

Ignaz Semmelweis (1818–1865)

Einführung der Händedesinfektion: I. Semmelweis 1846

1846 weist Ignaz Semmelweis nach, daß das Kindbettfieber als Schmutzinfektion über die Hände z.B. von Ärzten übertragbar ist. Nachdem sorgfältiges Händewaschen mit Chlorwasser und Kittelwechsel eingeführt wurde, sank die Mortalität bei Wöchnerinnen von 11 % auf 0,2 %. Der Begriff der **Krankenhausinfektion** (Nosokomialinfektion) ist entstanden.

Joseph Lister (1827–1912)

Der Chirurg Sir Joseph Lister stellt **1865** die Hypothese auf: »Infektionen werden durch die Luft (aerogen) übertragen.« Als Konsequenz wurden

- Wunden abgedeckt und mit Karbolsäure desinfiziert
- OP, Personal und Gegenstände mit Phenol besprüht.

Als Folge sank die Mortalität, z.B. bei Unterschenkelamputation, von 46 % auf 15 %. **1875** wurde das gewebsschädigende und krebserregende Phenol durch Jodoform ersetzt.

Louis Pasteur (1822–1895)

1880 entdeckt Louis Pasteur Strepto-, Pneumo- und Staphylokokken, **1881** wird die Tollwut-Schutzimpfung eingeführt.

Robert Koch (1843–1910)

Robert Koch beweist an Tierexperimenten, daß Krankheiten wie Milzbrand, Tuberkulose, Cholera, Malaria, Typhus und Schlafkrankheit von bestimmten Bakterien übertragen werden. Er formulierte die Kochschen Postulate: Der Erreger muß

- erstens bei einer entsprechenden Infektionskrankheit in jedem Fall anzutreffen, isolierbar und außerhalb des erkrankten Individuums anzüchtbar sein
- zweitens durch eine Infektion eines anderen Organismus (Mensch oder Tier) ein gleiches oder ähnliches Krankheitsbild hervorrufen.

Jahrhundertwende

Dampfsterilisation, Gummihandschuhe (1890) und Mundschutz (1897) wurden eingeführt.

Durch Antiseptika konnten Wundstarrkrampf und Gasbrand zurückgedrängt werden. Infektionen durch β-hämolysierende Streptokokken und Pneumokokken blieben ein Problem. Im 2. Weltkrieg wurden z.B. Infektionen durch β-hämolysierende Streptokokken der Gruppe A vor Einlieferung ins Lazarett in 8–15 %, im Lazarett in 20–90 % der Fälle nachgewiesen.

Einführung der Antibiotika

- 1937: Sulfonamide
- 1940: Penicillin.

Ab **1937** wurden Sulfonamide, ab **1940** das von ALEXANDER FLEMING (1881–1955) 1928 entdeckte Penicillin gegen bakterielle Infektionen eingesetzt. Dies führte zu einem Durchbruch in der Medizin: mit hochwirksamen Mitteln ließ sich eine antiinfektiöse Therapie betreiben.

Ende des 20. Jahrhunderts

Problemkeime:
- Staphylococcus aureus
- Enterobakterien.

Nosokomiale Infektion = im Krankenhaus erworbene Infektion.

Eine zu großzügige Anwendung der Antibiotika und die gleichzeitige Vernachlässigung der alten Regeln der Anti- und Asepsis führten zum Auftreten von **resistenten Bakterien** wie Staphylococcus aureus und Enterobakterien und einem erneuten Anstieg der Krankenhausinfektionen.

Nosokomiale Infektionen werden zu einem zentralen Problem im Krankenhaus: z.B. kann ein gesunder Keimträger mit Staphylococcus aureus auf der Haut oder Nadenschleimhaut einen Patienten infizieren, der durch eine Operation abwehrgeschwächt ist.

1.2 Medizinische Mikrobiologie

Die medizinische Mikrobiologie befaßt sich vor allem mit **pathogenen** (krankheitserregenden) Mikroorganismen. Bei einer Infektion durch Mikroorganismen stehen in Konkurrenz:

- Krankheitserreger mit Pathogenitätsfaktoren wie Toxine und Zellwandkapsel
- spezifische und unspezifische Infektabwehr des Körpers

Mikrobiologen und Hygieniker helfen, Infektionskrankheiten zu verhindern, zu diagnostizieren und zu therapieren. Aufgabenbereiche sind:

- Prävention: vorbeugende Gesundheitspflege
- Diagnose und Therapievorschlag bei Infektionen

- Epidemiologische Studien, um Infektionsketten aufzudekken und zu unterbrechen.

Mikrobiologische Methoden, um eine Infektionskette zu durchbrechen, sind:

- Erreger erkennen
- Infektionsquellen aufspüren
- Therapie des Infizierten, z.B. mit Antibiotika
- Erregerquelle sanieren, z.B. durch Isolierung lebender Träger, Desinfektion oder Sterilisation von Geräten u. Wäsche
- Prävention in Form von Impfung.

1.3 Erreger und Infektionsketten

1.3.1 Menschenpathogene Erreger

Pathogene Erreger:
- Eukaryonten
- Prokaryonten
- Viren.

Unter den pathogenen Erregern unterscheidet man Erreger **ohne eigenen Stoffwechsel**, die sich nur innerhalb ihrer Wirtszelle vermehren können, wie Viren, von Erregern **mit eigenem Stoffwechsel**, die sich auf entsprechenden Nährböden anzüchten lassen, wie Bakterien oder Pilze. Weiterhin gehören bestimmte Einzeller wie Protozoen, und Mehrzeller wie Würmer zu den pathogenen Erregern des Menschen.

Systematische Einteilung menschenpathogener Erreger

Eukaryonten	Prokaryonten
Besitzen einen Zellkern, der die DNA enthält. Dazu gehören Tiere, Pflanzen, Protozoen und Pilze.	DNA liegt frei im Zytoplasma. Vertreter sind Bakterien (☞ 4.1).
Viren	
Keine echten Lebewesen, enthalten DNA oder RNA (☞ 5.1).	

1.3.2 Infektionsketten und Meldepflicht

Infektionsketten

Erregerquellen

- Haut, Schleimhaut, Sekrete
- Nahrung, Infusionslösung
- Aerosole, Staub, Boden, Wasser, Tiere
- Instrumente, Wäsche.

Übertragungswege

- **Exogen:** Übertragung von einem Dritten auf den Patienten
  - sexuelle Infektion
  - Schmierinfektion (fäkal-oral)
  - aerogene Tröpfcheninfektion, z.B. durch Husten oder Niesen
- **Endogen:** physiologisch im Körper vorkommende Erreger infizieren z.B. Lunge, Harnwege oder Wunden; besonders bei Abwehrschwäche
- **Iatrogen:** durch den Arzt hervorgerufene Infektion, z.B. durch unsterile Arbeitsweise.

Beispiel

Enteritis, z.B. bedingt durch Salmonella typhimurium oder Salmonella enteritidis.

- **Erregerquelle:** Stuhl (Krankenhausküchenpersonal), Lebensmittel (Ei, Paprikagewürz).
- **Übertragungsweg:** Aufgrund mangelnder Toilettenhygiene wird ein Nahrungsmittel durch Schmierinfektion über die Hände des Personals infiziert und anschließend unzureichend gekocht. Durch falsche Zwischenlagerung der Speisen über mehrere Stunden bei Raumtemperatur vermehren sich die Salmonellen so rasch, daß die Nahrungsaufnahme eine Infektion mit Krankheitssymptomen auslösen kann.
- **Folge:** 200 von 500 Personen erkranken nach Verzehr von kontaminiertem Grießbrei.
- **Endemische Ausbreitung:** Die 200 vom Grießbrei infizierten Personen, darunter Pflegepersonal, stecken durch fäkale Schmierinfektion weitere 300 Personen außerhalb des Krankenhauses an.

Auch Tiere sind häufig direkte oder indirekte Überträger von Krankheiten (☞ Tabelle im Anhang).

Meldepflicht

Ein Versuch, Infektionsketten zu durchbrechen, besteht in der amtlichen Meldepflicht gegenüber dem Gesundheitsamt. Der behandelnde Arzt ist verpflichtet bei bestimmten Erkrankungen, den Verdacht, das Auftreten der Erkrankung oder den Todesfall zu melden. Die Zusammenfassung der meldepflichtigen Erkrankungen ist im Anhang zu finden.

1.4 Epidemiologische Begriffe

Endemie

Eine Infektion kommt in bestimmten Gebieten oder Bevölkerungsgruppen ohne zeitliche Begrenzung vor. Beispiel: endemisches Auftreten der Malaria in tropischen Regionen.

Epidemie

Eine Infektionskrankheit tritt örtlich und zeitlich gehäuft auf. Beispiel: epidemisches Auftreten von Kinderkrankheiten wie Masern.

Pandemie

Eine Infektionskrankheit tritt zeitlich gehäuft ohne örtliche Begrenzung auf. Beispiel: 1919 weltweites Auftreten der Grippe mit 20 Millionen Toten.

Morbidität

Zahl der Erkrankten pro 100 000 Einwohner.

Mortalität

Zahl der an einer Krankheit Verstorbenen pro 100 000 Einwohner.

Letalität

Zahl der an einer Krankheit Verstorbenen pro 1 000 Erkrankter.

Manifestationsindex

Zahl der Erkrankten pro 100 Infizierter. Beispiel: Manifestationsindex bei Masern fast 100 %, bei Hepatitis B etwa 10 %.

2 Infektionsformen und Infektabwehr

2.1 Infektionsformen

Inapparente und apparente Infektionen

- Inapparente Infektion = Infektion ohne Krankheitszeichen.

Inapparente Infektionen sind Infektionen ohne Krankheitszeichen. Zwei Verläufe werden unterschieden:

- Der Erreger wird vom infizierten Mensch vollständig beseitigt
- Der Erreger wird nicht vollständig abgewehrt, sondern besiedelt den Wirt als Kommensale (»Erreger ißt mit«), z.B. Staphylococcus-aureus-Träger.

- Apparente Infektion = lokale oder generalisierte Infektion mit Krankheitszeichen.

Apparente Infektionen entsprechen Infektionskrankheiten mit Fieber oder anderen Krankheitszeichen. Die Infektion kann auf die Eintrittspforte begrenzt bleiben (lokale Infektion) oder über Lymphknoten und Lymphbahnen bis ins Blut vordringen (generalisierte Infektion).

- *Lokalinfektionen:* z.B. Wundinfektion, Gastroenteritis, virale Rhinitis
- *Bakteriämie:* Bakterien kurzfristig im Blut, aber ohne klinische Symptome
- *Virämie:* Viren im Blut. Eine Virämie kommt u.a. bei den viralen Kinderkrankheiten vor, die zu einer lebenslangen Immunität führen, z.B. Masern und Mumps
- *Sepsis:* Bakterien oder Pilze im Blut mit klinischen Symptomen wie Fieber, Schüttelfrost, septischem Schock.

Pathogenität und Virulenz

- Pathogenität = Fähigkeit von Mikroorganismen, Infektionen hervorzurufen
- Virulenz = Ausmaß der krankmachenden Eigenschaften von Mikroorganismen.

Ein Erreger ist **pathogen**, wenn er zu einer Infektionskrankheit führen kann. Nicht jeder Mikroorganismus, der den Menschen in der Umwelt umgibt oder ihn auf Haut und Schleimhäuten besiedelt, ist menschenpathogen. Dagegen beschreibt die **Virulenz**, wie rasch und in welchem Ausmaß ein Erreger krank macht.

Pathogenitäts-faktoren:
- Exotoxine
- Endotoxine
- Kapsel.

Die Pathogenitätsfaktoren (krankheitserzeugenden Eigenschaften) können sein:
- **Exotoxine:** Toxine werden an die Umgebung abgegeben, z.B. Koagulase oder Enterotoxine (im Darm wirksame Toxine)
- **Endotoxine:** Toxine werden nach Zerfall der Bakterien frei, v.a. Lipopolysaccharide aus der Zellwand der gramnegativen Bakterien
- **Kapsel:** hemmt die Phagozytose, z.B. M-Protein der Gruppe-A-Streptokokken, Kapsel der Pneumokokken.

Beispiel

Pneumokokken **ohne Kapsel** können von Makrophagen phagozytiert werden und werden so beseitigt: Die Virulenz ist gering.

Pneumokokken **mit Kapsel** können von Makrophagen nicht phagozytiert werden, vermehren sich bis zur Antikörperbildung gegen das Kapselpolysaccharid unbehindert, es kommt zur Pneumonie oder Sepsis. Die Virulenz ist hochgradig.

2.2 Infektabwehr

Unter Infektabwehr versteht man alle Abwehrleistungen des Wirtes gegen Mikroorganismen.

Unspezifische Resistenz gegen:
- Bakterien
- Viren
- Protozoen.

Die **natürliche, unspezifische Resistenz** ist angeboren. Das Eindringen des Mikroorganismus wird entweder verhindert, oder eingedrungene Erreger finden keine Möglichkeit zur Vermehrung. Natürliche Resistenz besteht beim Menschen gegen alle für den Menschen apathogenen Bakterien, Pilze, Viren und Protozoen. Diese Erreger können aber durchaus für bestimmte Tiere oder Pflanzen pathogen sein.

Erworbene Immunität:
- gegen bestimmte Erreger
- bei erneutem Erregerkontakt.

Erworbene, spezifische Immunität ist eine Abwehrleistung des Körpers, die gegen einen ganz bestimmten Erreger gerichtet ist, und die erst nach Kontakt mit diesem Erreger aufgebaut wird.

Merke

Die Zellen der unspezifischen Infektabwehr wie Granulozyten und Makrophagen und der spezifischen Immunabwehr wie B- und T-Lymphozyten faßt man als **Leukozyten** (weiße Blutzellen) zusammen.

2.2.1 Unspezifische Resistenzfaktoren

Unspezifische Resistenzfaktoren verhindern:
- Eindringen
- Ausbreitung.

Unspezifische Resistenzfaktoren erschweren zum einen das Eindringen der Erreger, zum anderen hemmen sie die Ausbreitung. Hierzu gehört auch die normale Bakterienflora bestimmter Organe (☞ Tabelle im Anhang).

Eindringen verhindern

Das Eindringen verhindern:
- Haut: saurer pH-Wert, Hornschicht, bakterizide und fungizide Wirkung der Fettsäuren aus Talgdrüsen und Milchsäure aus Schweißdrüsen, Normalflora der Haut als Konkurrenz zu pathogenen Keimen
- Normalflora und Schleim von Schleimhäuten
- Lysozym in Speichel und Tränenflüssigkeit, das die Zellwand gram-positiver Bakterien auflöst
- Flimmerepithelbewegung zum Rachen hin in Luftröhre und Bronchien
- Salzsäure im Magen, die Bakterien abtötet
- Normalflora im Darm ☞ Tabelle im Anhang
- Harnstrom und saurer Harn im Harntrakt.

Ausbreitung hemmen

- Granulozyten
- Makrophagen
- Komplementsystem.

Die Ausbreitung hemmen Phagozyten (Freßzellen) und das Komplementsystem. Phagozyten sind
- **Granulozyten:** Abwehrzellen der »ersten Verteidigungslinie«. Sie sind schnell am Ort und phagozytieren die Bakterien. Die Bakterien werden dann mit Hilfe von Lysosomen (kleine Vesikel mit abbauenden Enzymen) abgebaut. Andere von den Granulozyten sezernierte Substanzen schädigen die Bakterien, ohne daß sie phagozytiert wurden.
- **Makrophagen:** Freßzellen der »zweiten Verteidigungslinie«. Im Blut liegen sie als Monozyten vor, die aus der Blutbahn in die Gewebe wandern und sich dort zu verschiedenen Gewebsmakrophagen differenzieren. Sie hemmen das Bakterienwachstum auch mit sezernierten Substanzen und durch Phagozytose. Daneben sind sie wichtig, um weitere Zellen der Immunabwehr zu aktivieren, indem sie z.B. Bakterienbestandteile in ihre Zellwand einbauen und anderen Leukozyten präsentieren.

Das **Komplementsystem** umfaßt mehrere Serumproteine, die sich zusammen mit Antikörpern an die Oberfläche von Bakterien anheften und z.B. gramnegative Bakterien auflösen können. Zusätzlich werden Makrophagen durch auf Bakterienwände haftende Antikörper-Komplement-Komplexe angelockt und zur Phagozytose angeregt.

2.2.2 Spezifische Immunabwehr

Die spezifische Immunabwehr wird von den Lymphozyten vermittelt, von denen es zwei Gruppen gibt:

- *B-Lymphozyten:* Antikörper-bildende Lymphozyten = humorale Immunantwort
- *T-Lymphozyten:* Helferzellen, Suppressorzellen = zelluläre Immunantwort.

Humorale Immunabwehr

B-Lymphozyten bilden Antikörper gegen Antigene.

B-Lymphozyten bilden Antikörper gegen alle körperfremden Antigene, wenn diese in den Körper eindringen. Antigene sind Moleküle, z.B. Proteine, Glykoproteine, Lipopolysaccharide, an die ein Antikörper binden kann.

Antikörper sind Proteine.

Alle **Antikörper** (☞ 2.2.3) bestehen aus Aminosäuren, sind also Proteine, und haben eine Y-Form. Dabei kann jeder der beiden kurzen Arme des Y an ein Antigen binden, d.h. jeder Antikörper hat zwei Antigen-Bindungsstellen. Antikörper binden z.B. an

- Exotoxine von Bakterien: Durch die Antikörperbindung werden diese Toxine unwirksam gemacht (neutralisiert). Die neutralisierende Wirkung von Antikörpern macht man sich bei Impfungen zunutze, z.B. gegen Tetanustoxin und Diphterietoxin. Bei Scharlach neutralisieren die Antikörper das erythrogene Toxin.
- Kapselpolysaccharid der Pneumokokken: 5–7 Tage nach Infektion durch Pneumokokken haben die B-Lymphozyten Antikörper gegen die Pneumokokkenkapsel gebildet, wodurch es zur Phagozytose der Pneumokokken durch die Makrophagen kommt.

Zelluläre Immunabwehr

Fakultativ intrazelluläre Bakterien:

- Mykobakterien
- Listerien
- Brucellen
- Typhussalmonellen.

T-Lymphozyten haben Gedächtnisfunktion.

T-Lymphozyten bilden im Zusammenspiel mit Makrophagen die zelluläre Abwehr. Bakterien, die nach Phagozytose im Makrophagen überleben, werden **fakultativ intrazelluläre Bakterien** genannt. Diese Bakterien werden schließlich durch einen Wall von phagozytierenden Zellen abgekapselt und eliminiert oder an der weiteren Ausbreitung gehindert. Die Abkapselung führt zu **Granulomen.** Zu diesen Bakterien gehören die Mykobakterien (Tuberkulose), Listerien, Brucellen und Typhussalmonellen.

Nach solchen Infektionen findet man eine allergische Reaktion vom verzögerten Typ, die durch T-Zellen ausgelöst wird. Ein typisches Beispiel ist der Tuberkulin-Test mit Rötung 2–3 Tage nach Spritzen eines Proteins von Mycobacterium tuberculosis als Antigen unter die Haut: Bestimmte T-Zellen »erinnern« sich an ihren früheren Kontakt mit Mycobacterium tuberculosis, »rufen« Makrophagen zu Hilfe und es kommt zur Entzündung an der Auftragsstelle.

Bei **Virusinfektionen** neutralisieren Antikörper die Viren: Antikörper-behaftete Viren können keine Zellen mehr infizieren und werden von den Makrophagen beseitigt. Die T-Lymphozyten hingegen erkennen Zellen, die von Viren befallen sind und töten diese Zellen. Viren lassen sich also nur durch enges Zusammenwirken von B-Lymphozyten und T-Lymphozyten aus dem Körper beseitigen. Dennoch gelingt es einigen Viren, wie den Herpesviren und dem HI-Virus, im Körper zu überleben, d.h. zu **persistieren**. Das passiert dann, wenn Viren in Zellen eindringen und sich »ganz still« verhalten, d.h. keines der Virusproteine auf der Zelloberfläche erscheint. Dann vermögen die T-Zellen die virusinfizierten Zellen nicht von normalen Zellen zu unterscheiden und töten diese infizierten Zellen nicht.

Infektabwehr

Natürliche, unspezifische Immunabwehr	Erworbene, spezifische Immunabwehr
nichtzelluläre Abwehrmechanismen	
z.B. Hautbarriere, Lysozym im Speichel, Magensäure, Komplementsystem	humorale Infektabwehr durch Antikörper-bildende B-Lymphozyten
zelluläre Abwehr	
Phagozyten, z.B. Granulozyten, Makrophagen	T-Lymphozyten

2.2.3 Antikörper

Antikörper:
- Immunglobuline
- Bildung durch B-Lymphozyten
- Schlüssel-Schloß-Prinzip.

Alle Antikörper, in der Fachsprache **Immunglobuline,** werden von den B-Lymphozyten gebildet. Aber abhängig vom Zeitpunkt nach der Infektion und vom Ort der Infektionsabwehr werden verschiedene Immunglobulinklassen gebildet. Sie alle haben prinzipiell die Form eines Y, wobei die beiden kurzen Arme des Y je ein Antigen binden können. Die kurzen Arme sind sich ähnlich wie Spiegelbilder und passen zu ihrem Antigen wie ein »Schlüssel zum Schloß«.

Der lange Arm des Y wird in der Fachsprache Fc-Stück genannt. An der Zusammensetzung des langen Arms des Y erkennt man, ob es sich um IgD, IgM, IgG, IgA oder IgE handelt. Es gibt also nur fünf verschiedene Ausführungen des langen Y-Armes, aber Millionen Ausführungen der kurzen Y-Arme.

IgD

IgD induziert Antikörperproduktion.

Im menschlichen Blut kreisen Millionen von B-Lymphozyten mit verschiedenen »Schlüsseln« (IgD) auf ihrer Zelloberfläche und probieren jedes »Schloß« (Antigen), das ihnen von den Makrophagen nach einer Bakterien-, Virus- oder sonstigen »Mahlzeit« vorgezeigt wird. Bindet eines dieser IgD-Moleküle an ein vom Makrophagen präsentiertes Antigen, so wandelt sich der B-Lymphozyt in eine Plasmazelle um und produziert Antikörper.

IgM

- Antikörper der frühen Infektionsphase
- Nur wenige Monate präsent
- Nicht plazentagängig.

IgM wird nur in der Anfangsphase einer Infektion gebildet. Es verschwindet nach einigen Monaten aus dem Blut. IgM-Nachweis bedeutet also immer: frische Infektion oder gerade durchgemachte Erkrankung. Der IgM-Antikörper besteht aus fünf Ys, die sternförmig aneinander gelagert sind, ähnlich wie Schneekristalle auf der Fensterscheibe. Dadurch wird der IgM Antikörper so groß, daß er nicht mehr durch die Plazenta von der Mutter zum Kind übertreten kann, aber gut zwei Bakterien aneinanderketten kann.

IgG

- Antikörper der frühen Infektionsphase
- Höchste Serumkonzentration aller Antikörper
- Verleiht dauerhafte Immunität
- Jahrelange bis lebenslange Persistenz
- Plazentagängig.

IgG wird wie IgM in der Anfangsphase einer Infektion gebildet, verschwindet aber – wenn überhaupt – erst nach Jahren. Es bleibt meist ein hoher Titer erhalten, d.h. der Antikörper ist noch bei hoher Serumverdünnung nachweisbar. IgG wird von bestimmten B-Zellen, den Gedächtniszellen, oft lebenslang ins Blut sezerniert und verleiht z.B. gegenüber Kinderkrankheiten wie Masern, Mumps, Röteln und Keuchhusten dauerhafte Immunität.

So lassen sich 30 Jahre nach einer Rötelinfektion im Serum noch IgG nachweisen, IgM jedoch nicht. IgG kann über die Plazenta von der Mutter an den Feten weitergegeben werden, weshalb das Neugeborene im ersten Lebenshalbjahr (Halbwertszeit des IgG etwa 3 Wochen) gegen alle Krankheiten immun ist, gegen die die Mutter Immunität erlangt hat (sog. Nestschutz). Deshalb bekommen Neugeborene keine Masern. Sie können aber Schnupfen bekommen, da die Rhinoviren (Schnupfenerreger) nur die Nasenschleimhaut infizieren und nicht bis ins Blut vordringen. IgG kann aber nur Viren, die über das Blut ihr Ziel erreichen, abfangen und dadurch die Krankheit verhindern.

IgA

- Schleimhautantikörper
- Weitergabe über die Muttermilch

IgA wird von den B-Lymphozyten in den **Schleimhäuten** des Atmungs-, Verdauungs- und Harntrakts, des Auges und in der Muttermilch sezerniert. Wie IgM läßt sich auch IgA ein halbes Jahr nach Infektion nicht mehr nachweisen. Deshalb können Erkrankungen, die sich nur auf die Schleimhäute beschränken, keine lebenslange Immunität hervorrufen, da nach einigen Monaten die schützenden IgA Antikörper verschwunden sind, und

- Nur wenige Monate präsent
- Nicht plazentagängig.

die IgG Konzentration in den Schleimhäuten zur Abwehr allein nicht ausreicht. Hat eine stillende Mutter Schnupfen oder infektiösen Durchfall, der meist durch Viren hervorgerufen wird, so gibt sie ihre IgA Antikörper über die Muttermilch an das Kind weiter, wodurch das Kind zusätzlichen Schutz erhält.

IgE

- Vermittler allergischer Reaktionen
- Nur in geringer Menge nachweißbar
- Nicht plazentagängig.

IgE ist nur in ganz geringer Menge im Blut nachweisbar. Wird es nach einem antigenen Reiz gebildet, so spricht man von **Sensibilisierung**. Die IgE Antikörper werden im Gewebe auf der Oberfläche von sogenannten Mastzellen (im Blut: basophile Granulozyten) eingebaut. Bei Antigen-Kontakt (z.B. Pollen, Nahrungsmittel) setzen die Mastzellen u.a. Histamin frei. Es kommt zu

Wirkungen von Histamin:

- Gefäßerweiterung und erhöhter Gefäßdurchlässigkeit, z.B. Hautrötung bei Kontaktallergien
- Schleimsekretion, z.B. dichte Nase bei Heuschnupfen
- Kontraktion der glatten Muskulatur, z.B. Bronchienverengung und Ausatmungsnot bei Asthma bronchiale
- Juckreiz, z.B. bei Nahrungsmittelallergien.

3 Sterilisation und Desinfektion

3.1 Sterilisation

Sterilisation = Abtötung aller Mikroorganismen.

Sterilisation ist die Abtötung aller Mikroorganismen: Protozoen, Pilze, Viren und Bakterien einschließlich der bakteriellen Sporen. Hierzu gibt es verschiedene Verfahren, deren Einsatz sich nach dem zu sterilisierenden Material richtet.

Sterilisationverfahren:
- Autoklavieren mit Hitze
- Bakteriendichte Filter
- Ethylenoxid
- Formaldehyd
- UV-Licht
- Ionisierende Strahlen.

Hitzesterilisation im Autoklaven

Dieses Verfahren ist dort, wo es sich einsetzen läßt, am sichersten und einfachsten. Verwendet wird Wasserdampf, der bei einer Temperatur von 120 °C innerhalb von 20–30 Minuten alles Leben abtötet. Heiße trockene Luft sterilisiert erst bei einer Temperatur von 180 °C nach 30 Minuten. Anschaulich kann man die bessere Wirkung des Wasserdampfes im Unterschied zur trockenen Luft begreifen, wenn man sich vorstellt, in kochendem Wasser baden zu müssen, statt in der über 100 °C heißen, relativ trockenen Saunaluft zu schwitzen. Ein Liter Wasser oder Wasserdampf enthält viel mehr Wärmemenge als ein Liter Luft und deshalb strömt auf den Badenden mehr Wärmemenge pro Zeit ein als auf den Saunabesucher.

Die ordnungsgemäße Funktion eines Autoklaven ist sichergestellt, wenn bakterielle Sporen, die am widerstandsfähigsten gegen Hitze sind, nach dem Autoklavieren kein Wachstum auf der Agarplatte mehr zeigen.

Bakteriendichte Filter

Durch Filtration können Flüssigkeiten (Wasser, Serum) auf einfache und schonende Weise von Bakterien befreit werden. Wegen ihrer geringen Größe passieren die Viren allerdings zum Teil die Filter.

Ethylenoxid-, Formaldehyd-Sterilisation

In speziellen Apparaturen kann mit diesen Substanzen medizinisches Gerät, das keine Erhitzung verträgt (z.B. Plastikmaterial), sterilisiert werden.

UV-Licht, ionisierende Strahlen

Ultraviolettes Licht zerstört die DNA. Mit UV-Strahlen können jedoch nur Oberflächen sterilisiert werden, da die Strahlen nicht tiefer in das Material eindringen können.

Ionisierende Strahlen, in erster Linie γ-Strahlen, durchdringen alle Materialien. Sehr vorteilhaft ist, daß auch bereits verpackte Gegenstände sterilisiert werden können und es zu keiner Erhitzung kommt. Es ist jedoch ungeklärt, ob die Ionisationssterilisation von Lebensmitteln zu gesundheitsschädlichen Spaltprodukten führt.

3.2 Desinfektion

Desinfektion = einen Gegenstand, Hände oder Haut von Mikroorganismen befreien.

Desinfektion ist die Abtötung oder drastische Verminderung bestimmter infektionserregender Mikroorganismen. Die eingesetzten Desinfektionsverfahren richten sich nach dem zu desinfizierenden Material. Dabei ist besonders darauf zu achten, daß die Einwirkzeit und die Konzentration des Desinfektionsmittels eingehalten wird.

Desinfektionsverfahren:
- Erwärmung, Kochen
- Alkohol
- Jod-Lösung
- Chlor-Lösung
- Aldehyde.

Erwärmen oder Kochen

Das Kochen von Wäsche ist eine sehr wirksame Desinfektion. Alle Mikroorganismen werden abgetötet, Bakteriensporen können jedoch überleben.

Bei manchen Keimen genügt schon das Erwärmen auf eine bestimmte Temperatur, damit sie absterben. So gilt auch das **Pasteurisieren** (1–2 Minuten Erwärmung auf 85 °C) der Milch als eine Desinfektionsmaßnahme.

Alkohole

Alkohole, z.B. Isopropanol und 80-Vol%-Ethanol eignen sich besonders gut zur Händedesinfektion. Nach Einreiben der Hände mit dem Desinfektionsmittel läßt man dieses antrocknen (nicht mit Wasser abspülen!), um eine Einwirkzeit von mindestens einer Minute zu erreichen. Bakterien und alkoholempfindliche Viren, wie Viren mit einer Hülle oder Hepatitis-B-Viren, werden erst nach 1–5 Minuten Einwirkzeit inaktiviert (infektionsuntüchtig gemacht). Nach 15 Sekunden Einwirkzeit ist die Infektiosität der alkoholempfindlichen Erreger erst auf etwa 10–50 % verringert.

Jod-Lösungen

Jodkomplex-Lösungen (PVP-Jod, z.B. Betaisodona®-Lösung) eignen sich am besten für die Haut- und Schleimhautdesinfektion z.B. vor Operationen, Punktionen und Blasenkatheterisierung. Eine Einwirkzeit von einer halben Minute sollte eingehalten werden, danach 1–2mal mit sterilem Tupfer abwischen. Jodlösungen töten auch alkoholresistente Viren ab.

Chlor-Lösungen

Allgemein bekannt ist die Wasserdesinfektion durch Einleitung geringer Mengen Chlor. Verdünnte Hypochloridlösungen werden u.a. in Laboratorien zur Desinfektion von gebrauchten Glasmaterialien verwendet. Chlor ist in seinem Bestreben, sich an Eiweiße und andere Moleküle zu binden, noch aggressiver als Jod. Durch diese Bindung werden die Moleküle so verändert, daß sie biologisch nicht mehr funktionstüchtig sind. Bei der Bindung an die organischen Substanzen werden die Halogene (Jod, Chlor) verbraucht, was mit dem Begriff »Chlorzehrung« bezeichnet wird.

Aldehyde

Das früher vielfach verwendete Formalin ist heute durch andere Aldehyde ersetzt worden. Aldehyde werden zur Flächendesinfektion verwendet und sind gegen alle Mikroorganismen, einschließlich der alkoholresistenten Viren, wirksam.

4 Bakterien

4.1 Aufbau, Wachstum, Einteilung

4.1.1 Aufbau der Bakterien

- **Größe:** ~ 0,5–5 µm lang (1 Mikrometer = 1 Millionstel Meter), zum Vergleich: Erythrozyten-Durchmesser 7,5 µm, Hefezellen-Durchmesser 3–5 µm
- **Mikroskop:** Bakterien sind in der 1 : 1 000 Vergrößerung gut erkennbar. Erythrozyten und Hefen sind schon in der Vergrößerung 1 : 400 gut erkennbar.

Bakterien sind **Prokaryonten:** Die Erbinformation (DNA) ist nicht in einem Zellkern eingeschlossen, sondern liegt frei im Zytoplasma. Das Zytoplasma enthält Ribosomen und andere Organellen und ist von der Zytoplasmamembran umschlossen, die außen von einer sehr widerstandsfähigen Zellwand umgeben ist.

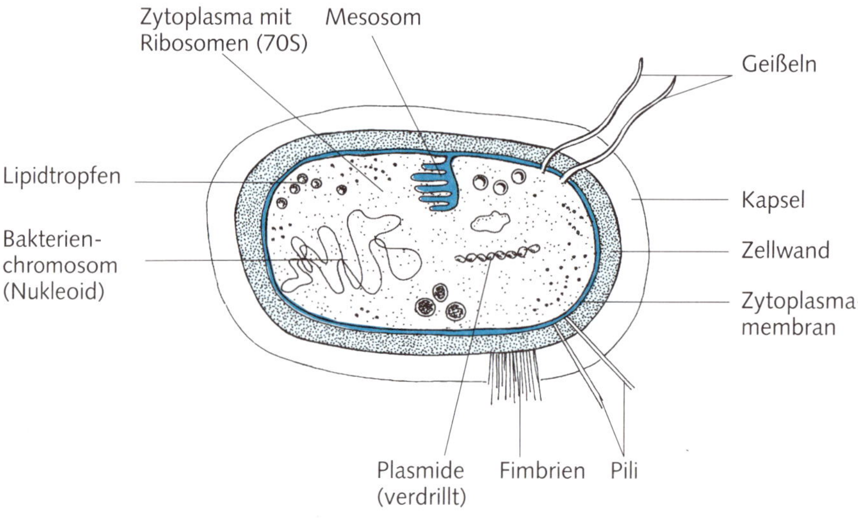

Abb. 4.1 Schematischer Aufbau einer Bakterienzelle [B 109]

Aufgaben der Zellwand:
- Zellform und Stabilität
- Schutz vor schädigenden Einflüssen
- Osmotische Druckdifferenz.

Zellwand

Die Zellwand stabilisiert die Form der Bakterien, schützt vor schädlichen äußeren Einflüssen und ermöglicht eine osmotische Druckdifferenz zwischen dem Zytoplasma und der Außenwelt, d.h. daß innerhalb der Bakterien andere Elektrolytkonzentrationen als außerhalb aufrechterhalten werden können. Das Enzym **Lysozym,** das in der Tränenflüssigkeit, im Speichel und in Hühnereiweiß vorkommt, löst die starre Bakterienzellwand auf. **Penicillin** verhindert die Quervernetzung der Zellwand-Glykopeptide, wodurch die Bakterien bei der Vermehrung getötet werden.

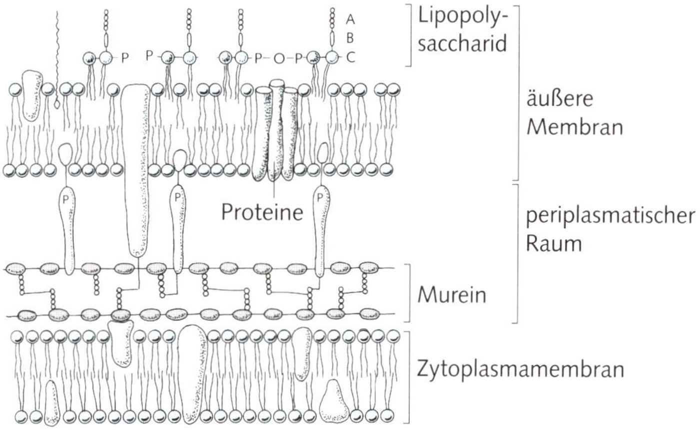

Abb. 4.2 Schema der Bakterienzellwand [B 109]

Bedeutung von Lipopolysacchariden:
- Pathogenitätsfaktoren
- Endotoxine
- O-Antigene.

Protoplasten sind Bakterien mit Zytoplasma und Zytoplasmamembran, aber ohne Zellwand.

Die **Lipopolysaccharide** in der äußeren Zellwandschicht der gramnegativen Bakterien haben Bedeutung als Pathogenitätsfaktoren, Endotoxine, und als sogenannte **O-Antigene,** das sind Strukturen, die von Antikörpern auf der Bakterienwand erkannt werden.

- Schutz vor Phagozytose
- Steigerung der Bakterienvirulenz.

Kapsel

Die Kapsel ist eine gelartige Polyglykanhülle, die viele Bakterien, v.a. Pneumokokken, außen um ihre Zellwand aufbauen können. Diese Kapsel schützt die Bakterien weitgehend vor den Phagozyten (Freßzellen des Körperabwehrsystems), wodurch die Fähigkeit, eine Krankheit hervorzurufen, entscheidend erhöht wird.

Geißeln

- Aktive Fortbewegung
- H-Antigene.

Geißeln können bis 20 µm lang sein. Sie ragen aus der Zellwand heraus und ermöglichen eine aktive Fortbewegung bis zu 0,2 mm/Sek. Auf den Geißeln befinden sich **H-Antigene**, an die Antikörper binden können und auf diese Weise die Bewegung unterdrücken. Die H-Antigene erlauben wie die O-Antigene eine serologische Typisierung der Bakterien, z.B. Salmonellen. Man unterscheidet vier Arten von Begeißelung:

4 Formen der Begeißelung

- *Monotrich:* nur eine Geißel
- *Amphitrich:* vorn und hinten eine Geißel
- *Lophotrich:* ein Geißelbündel an einem Ende der Bakterienzelle
- *Peritrich:* Bakterium hat ringsum Geißeln.

Zytoplasmamembran

- Nährstoff- und Ionengleichgewicht
- Synthese von Zellwand- und Kapselsubstanz.

Während die Zellwand dem Bakterium Stabilität und Resistenz gegen Umwelteinflüsse verleiht, reguliert die zytoplasmatische Membran Ein- und Ausstrom von Nährstoffen und Ionen und dient der Biosynthese von Zellwand- und Kapselsubstanzen sowie der Energiegewinnung. Sie besteht aus einer doppelten Lipidschicht, in die Proteine eingelagert sind.

Nukleoid

Das Nukleoid ist das Bakterien-Chromosom, das aus doppelsträngiger DNA besteht und frei im Zytoplasma liegt, ohne von einer eigenen Membran umgeben zu sein. In der DNA ist die Erbinformation gespeichert. Bei der Bakterienteilung wird der DNA-Doppelstrang wie ein Reißverschluß geöffnet und durch Aufbau und Anlagerung zweier neuer »Reißverschlußhälften« verdoppelt.

Plasmide

- Schutz gegen Antibiotika
- Träger von Resistenzgenen.

DNA, die nicht im Bakterienchromosom, sondern ringförmig geschlossen außerhalb des Chromosoms vorliegt, nennt man Plasmid. Plasmide können zum Beispiel die Information tragen, wie sich ein Bakterium gegen bestimmte Antibiotika schützt. Bakterien können Plasmide über Pili (eine Art »Arm«) an andere Bakterien weitergeben, wodurch sich Resistenzen unter Bakterien sehr schnell ausbreiten können. Der Vorgang der Weitergabe wird Konjugation genannt.

4.1.2 Änderung der Erbinformation

Nur durch Änderungen der Erbinformation können Lebewesen sich an veränderte Lebensbedingungen anpassen und bleiben als Art überlebensfähig.

Mutation

Bedeutung von Mutationen:
- Anpassung an Umweltbedingungen
- Verbesserung der Überlebensfähigkeit

- **Spontane Mutationen:** eines unter etwa 100 Millionen Bakterien mutiert spontan an einer bestimmten Stelle seiner DNA oder seines Plasmids und erwirbt damit z.B. Resistenz gegen ein Antibiotikum.
- **Künstliche Mutation:** durch Strahlung oder Chemikalien ausgelöste Veränderung des Erbgutes.

Direkte Einschleusung von DNA ins Bakterium

- **Konjugation:** Austausch von DNA zwischen Bakterien über Pili.
- **Transduktion:** Bakteriophagen sind Viren, denen Bakterien als Wirt dienen und die ihre DNA in die Bakterien-DNA einschleusen.
- **Transformation:** im allgemeinen künstlich herbeigeführte Aufnahme von DNA aus der Umgebung (genetische Manipulation).

4.1.3 Wachstum

4 Phasen des Bakterienwachstums:

Man unterscheidet beim Wachstum von Bakterien verschiedene Phasen:

- In der **lag-Phase** (Anlaufphase) ist noch kein Bakterienwachstum zu beobachten.
- In der **log-Phase** vermehren sich die Bakterien exponentiell, d.h. ihre Anzahl verdoppelt sich innerhalb einer bestimmten Halbwertszeit (bei E. coli 20 Minuten, bei Tuberkelbakterien 18 Stunden). Innerhalb von knapp 7 Stunden entsteht aus einem E.-coli-Bakterium eine Kolonie von 1 Million Bakterien! Dabei erscheint aber die Infusionslösung immer noch klar: deshalb Vorsicht!
- An die log-Phase schließt sich eine **stationäre Phase** an, in der sich die Bakterien nicht mehr vermehren.
- Auf die stationäre Phase folgt die **Absterbephase**, in der die Bakterien wegen Nährstoffmangels sterben.

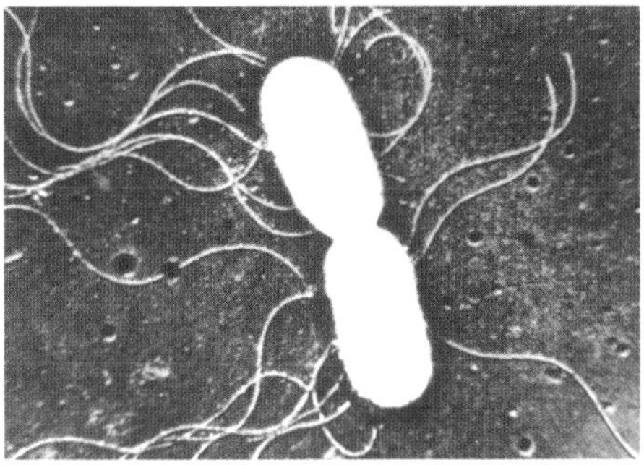

Abb. 4.3 Bakterium in Teilung [B 109]

4.1.4 Einteilung der Bakterien

Bakterien können neben der Form nach ihrem Verhalten gegenüber Sauerstoff unterschieden werden und über die Möglichkeit, wie sich bestimmte Strukturen anfärben lassen.

Form

- kugelig (Kokken)
- stabförmig gerade oder gebogen (Stäbchen).

Aerobier und Anaerobier

Man unterscheidet zwischen Bakterien, die Sauerstoff zur Vermehrung unbedingt benötigen, sog. obligate Aerobier und Bakterien, die sich nur unter Sauerstoffabschluß vermehren, sog. obligate Anaerobier. Die meisten Bakterien vermehren sich sowohl unter aeroben als auch unter anaeroben Bedingungen: fakultative Anaerobier.

- *Obligate Aerobier:* z.B. Pseudomonaden.
- *Obligate Anaerobier:* Bacteroides, Fusobakterien, Peptokokken u. Peptostreptokokken.
- *Fakultative Anaerobier:* Enterobakterien.

GRAM-Färbung

Das Gramverhalten (positiv oder negativ) der Bakterien hängt von ihrer Zellwandbeschaffenheit ab. Die Anfärbung erfolgt über mehrere Schritte.

Anfärbung

- Eine Bakterienkolonie wird mit der Öse auf einem Glasobjektträger ausgestrichen und auf dem Objektträger bis zur Homogenität mit einem Tropfen physiologischer Kochsalzlösung vermischt.
- Das Präparat läßt man an der Luft trocknen und zieht es dann dreimal durch eine Bunsenbrennerflamme (Hitzefixierung), wodurch ein Abschwimmen der Bakterien bei der anschließenden Färbereaktion verhindert wird (Prinzip des »angebrannten Spiegeleis«).

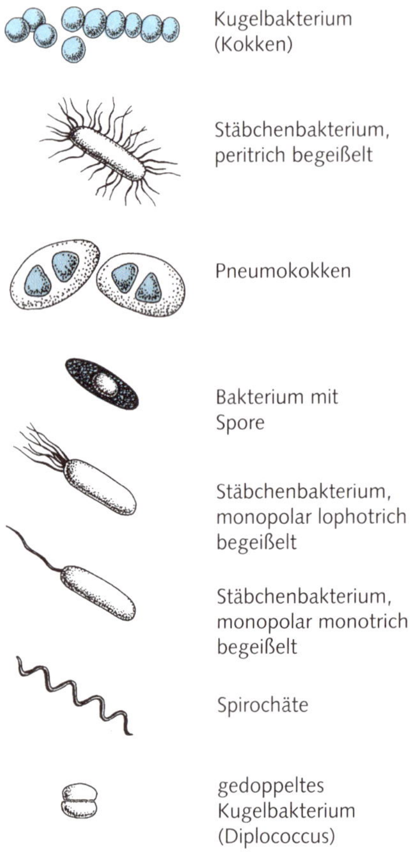

Abb. 4.4 Bakterienformen [B 109]

- Das Präparat wird für zwei Minuten in Kristallviolett eingetaucht und mit Wasser abgewaschen. Dann ebenfalls für zwei Minuten in Jod-Jodkali-Lösung (LUGOLsche Lösung) eintauchen. Anschließend so lange in Alkohol eintauchen, bis keine Farbschlieren mehr abgehen. Für 15 Sekunden mit Fuchsin gegenfärben, mit Wasser abwaschen und an der Luft trocknen.
- Betrachtung bei 1 000facher Vergrößerung im Mikroskop mit Ölimmersion und ohne Deckglas.

- Dicke Zellwand
- Blauviolett.

Grampositiv

Grampositive Bakterien haben eine relativ dicke (15–80 nm), einheitliche Zellwand aus Glykopeptiden (Mureinschicht). Diese dicke Glykopeptidwand hält Kristallviolett nach der Jodkali-Behandlung im Zytoplasma zurück. Die Bakterien werden durch Alkohol nicht entfärbt und erscheinen **blau-violett**.

- Dünne Mureinschicht
- Rot.

Gramnegativ

Gramnegative Bakterien besitzen eine dünnere Mureinschicht (10 nm), die auf ihrer Außenseite von einer Lipopolysaccharidschicht umgeben ist. Gramnegative Bakterien werden durch Alkohol entfärbt und zeigen nach Gegenfärbung die **rote Farbe** des Fuchsins.

Einteilung der humanpathogenen Bakterien nach Morphologie und GRAM-Färbung

	Grampositiv (blau-violett)	Gramnegativ (rot)
Kokken	Staphylokokken, Streptokokken, Peptokokken, Peptostreptokokken, Enterokokken, Pneumokokken	Neisserien, z.B. Meningokokken, Gonokokken
Stäbchen	Listerien, Corynebakterien, Laktobazillen, Bazillen, Erysipelothrix, Nocardien, Clostridien, Actinomyzeten	Haemophilus, Enterobakterien, z.B. Escherichia, Klebsiellen, Salmonellen, Shigellen, Yersinien, Vibrionen, Pseudomonaden, Brucellen, Bordetella, Legionellen, Bacteroides, Fusobacterium
Spirochäten	–	Borrelien, Treponemen, Leptospiren

4.1.5 Differenzierungsmethoden

Differenzierungsmethoden dienen dazu, Bakterien zu bestimmen und ihr Verhalten gegenüber Chemotherapeutika zu erfahren. Methoden sind:

- *Biotypisierung* anhand biochemischer Merkmale, z.B. Verdauung bestimmter Zucker.
- *Resistenztypisierung* aufgrund unterschiedlicher Empfindlichkeit gegen verschiedene Antibiotika.
- *Serotypisierung* mit Antikörpern gegen O- oder H-Antigene.
- *Lysotypisierung* mit Bakteriophagen, die nur bestimmte Bakterien infizieren können.

Ziel ist, die Bakterien einzuordnen nach

- *Ordnung*, z.B. gramnegative Stäbchen
- *Familie*, z.B. Pseudomonaceae
- *Gattung*, z.B. Pseudomonas
- *Spezies* (Art), z.B. Pseudomonas aeruginosa
- *Antibiotikaresistenzen*.

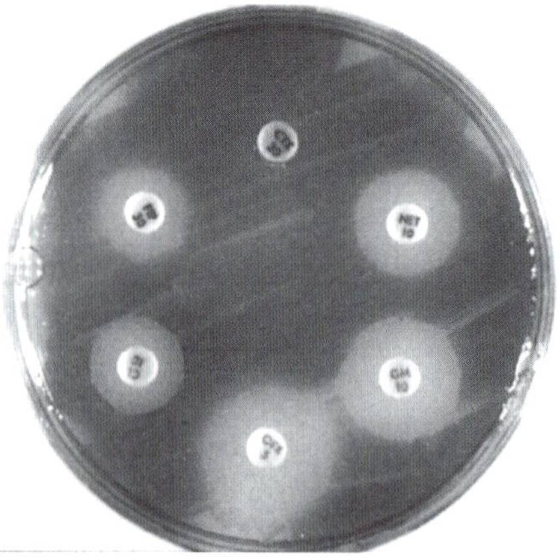

Resistenztestung im Agardiffusionstest: Aus den sechs mit verschiedenen Antibiotika getränkten Plättchen diffundiert das Antibiotikum in den Agar und hemmt das Bakterienwachstum (durchsichtiger Hof = Hemmzone). Gegen das oben verwendete Antibiotikum sind die Bakterien resistent.

Abb. 4.5
Resistenztestung
[B 109]

4.2 Infektionen durch Staphylokokken

Mikroskopisch: grampositive Haufenkokken

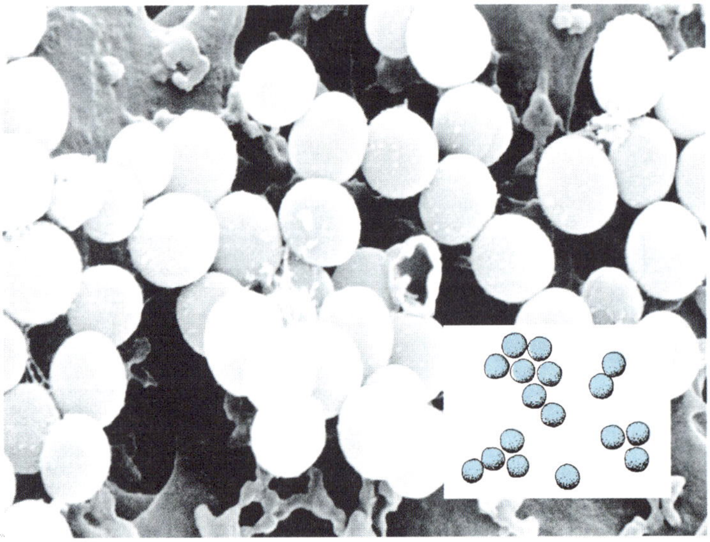

Abb. 4.6
Staphylokokken elektronenmikroskopisch und schematisch
[U 136, L 190]

Einteilung

Für den Menschen wichtigste Staphylokokken-Arten:

- **Staphylococcus aureus:** »koagulase-positiver Staphylokokkus«, wichtigster Eitererreger von hoher Pathogenität.
- Koagulase-negative Staphylokokken, früher Staphylococcus albus
  - gehören zur Hautflora, d.h. es sind Keime, die die Haut besiedeln, ohne Krankheitszeichen hervorzurufen

- sind fakultativ pathogen, d.h. sie können Krankheiten hervorrufen, wenn sie an Körperstellen gelangen, die beim Gesunden steril sind: Harnwege (Harnweginfekt), Blut (Sepsis). Insbesondere bei abwehrgeschwächten Patienten können koagulase-negative Staphylokokken zu Krankheitserscheinungen führen.

4.2.1 Infektionen durch Staphylococcus aureus

- Wichtigster Eitererreger
- Schleimhautkeim
- Exotoxin- und Exoenzymbildner.

Erreger

Erregerreservoir ist der Mensch: Schleimhäute von Nase, Rachen und Darm. 20–30 % aller Gesunden sind Träger von Staphylococcus aureus in geringer Keimzahl in der Nase.

Pflege

Beim Krankenhauspersonal sind bis zu 50 % Träger, die die Staphylokokken von der Nase über die Hand auf den Kranken weitergeben können → Vorsicht bei der Katheterpflege.

Pathogenitätsfaktoren

Verschiedene Staphylococcus-aureus-Stämme können einzelne Enzyme oder Gifte bilden, die sie an ihre Umgebung abgeben (exo = nach außen).

Exoenzyme

- *Koagulase:* bringt Zitratplasma zur Gerinnung
- *Hämolysin:* Nekrose von Hautzellen
- *Leukozidin:* schädigt weiße Blutzellen
- *Fibrinolysin:* löst Blutgerinnsel auf
- *Hyaluronidase:* löst Kittsubstant zwischen den Zellen auf, dadurch leichteres Eindringen ins Gewebe
- *Proteasen:* bauen Eiweiß ab
- *Lipasen:* bauen Fette ab
- *Protein A:* bindet Antikörper.

Exotoxine

- *Enterotoxin:* verhindert Aufnahme von Wasser aus dem Darm ins Blut und führt zu Durchfall
- *Exfoliatives Toxin:* zerstört die Haut.

Klinik

Wundinfektionen

- Nach Hautverletzung durch Unfall oder Operation
- Bei Schädigung der Haut durch Druck (Decubitus) oder Mangelversorgung der Haut (Nekrose bei Diabetes).

Wichtige Krankheitsbilder:
- Wundinfektion
- Pyodermie
- Abszeß

Pyodermie
Oberflächliche, eitrige Hautinfektion:
- diffuse Ausbreitung im Bindegewebe der Haut
- wandernde Rötung.

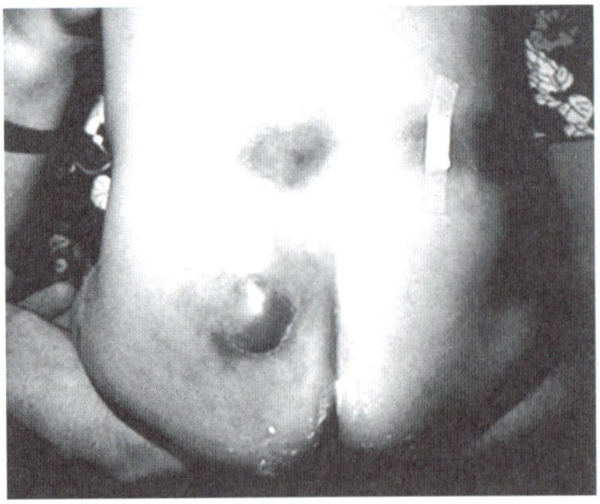

Abb. 4.7 Furunkel [T 123]

Abszeß
Abgekapselte Eiteransammlung:
- *Furunkel* (ausgehend von Infektion der Talgdrüsen oder Haarbälge)
- *Karbunkel* (Einschmelzung nebeneinander liegender Furunkel)
- *Hautrötungen* (bis Abszeß) am Nagelbettrand von Neugeborenen.

Osteomyelitis
Eitrige Knochenentzündung:
- nach Infektion einer offenen Knochenfraktur
- tiefes Eindringen einer Nagelbettentzündung bei Neugeborenen.

- Osteomyelitis
- Mastitis puerperalis
- Pneumonie
- Lebensmittelvergiftung.

Mastitis puerperalis
Brustdrüsenentzündung bei Wöchnerinnen.

Eintrittspforte für die Erreger sind Einrisse im Bereich der Brustwarzen. Solche Risse entstehen, wenn die Mamillen nicht durch Reiben schon gegen Ende der Schwangerschaft abgehärtet und vor allem nach dem Stillen nicht trocken gehalten werden.

Pneumonie
Lungenentzündung besonders bei
- *vorgeschädigter Lunge:* Patienten mit Mukoviszidose, chronische Bronchitis (Raucher!), Asthma bronchiale, aber auch beatmete Patienten auf der Intensivstation.
- *Superinfektion:* als Zweitinfektion bei vorbestehender viraler oder bakterieller Infektion.

Sepsis
Ausschwemmung der Staphylokokken in die Blutbahn. Gefürchtete Komplikation bei allen Staphylokokkeninfektionen ist das Eindringen des Erregers in die Blutbahn, was zur Staphylokokkensepsis und häufig zu einer Herzklappenentzündung (Endokarditis) führt.

Staphylokokken-Lebensmittelvergiftung

Wenn Milch- oder Fleischprodukte durch Schmierinfektion mit Staphylococcus aureus kontaminiert sind, kann es dort zur Vermehrung der Keime kommen, die unter Umständen kochbeständige Enterotoxine bilden. Einige Stunden nach dem Verzehr kommt es zu Brechdurchfall, der durch das Enterotoxin hervorgerufen wird und mit schweren Kreislaufsymptomen einhergeht.

Diagnose

- *Grampräparat:* grampositive Haufenkokken
- *Kultur:* goldgelbe, mittelgroße, glattrandige, glänzende Kolonien mit Hämolysehof auf Blutagar
- *Plasmakoagulase* (Clumpingfaktor) ist positiv.

Therapie

- Antibiotika
- Abszeßeröffnung.

- *Antibiotika:* Penicillinase-feste Penicilline, z.B. Flucloxacillin (Staphylex®) oder Cephalosporine gezielt nach Antibiogramm
- *Chirurgisch:* Abszeßeröffnung.

4.2.2 Infektionen durch koagulase-negative Staphylokokken

Erreger

- Staph. epidermidis
- Staph. saprophyticus.

- Fakultativ (unter Umständen) pathogen
- Beispiele: Staphylococcus epidermidis und saprophyticus
- Vorkommen: Haut (5 000/cm^2), Schleimhäute.

Infektionen

Fremdkörperbesiedlung

Besiedlung von allen Arten implantierter Kunststoffe wie Venenkatheter, Blasenkatheter, Shunts, Hüftgelenke, Herzklappen, Herzschrittmacher.

Diagnose

- *Grampräparat:* grampositive Haufenkokken
- *Kultur:* weiße, mittelgroße, glattrandige, glänzende Kolonien im allgemeinen ohne Hämolyse
- *Plasmakoagulase* (Clumpingfaktor) ist negativ.

Therapie

- Fremdkörperentfernung, z.B. Katheter ziehen
- Ggf. Antibiotika nach Antibiogramm.

4.3 Infektionen durch Streptokokken

Mikroskopisch: grampositive Kettenkokken

Einteilung

Verschiedene Hämolyseformen.

Kulturell (Verhalten auf der Blutplatte)

- β-*Hämolyse* = vollständige Hämolyse: Die Streptokokken lysieren die Erythrozyten auf der Blutagarplatte und bauen Hämoglobin vollständig ab → durchsichtiger Hof um die Kolonien

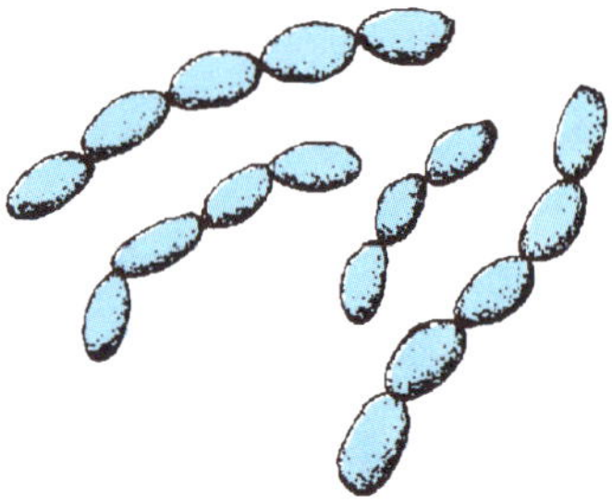

Abb. 4.8
Streptokokken schematisch

- α-*Hämolyse* = Teilhämolyse durch vergrünende Streptokokken: Sie bauen Hämoglobin zu Methämoglobin ab → grüner Hof auf der Blutagarplatte um die Kolonien
- γ-*Hämolyse* = keine Hämolyse: Die Streptokokken zeigen auf Blutagar keine Veränderung um die Kolonie herum.

Kulturen werden entweder aus einem Abstrich (z.B. Rachen, Wunde) oder aus Blutkulturen angesetzt.

Merke

Für Blutkulturen muß eine große Menge (10–20 ml) Blut abgenommen werden, da die Keimkonzentration sehr gering ist – nur wenige Bakterien pro Milliliter. Durch Abnahme von 3 Blutkulturen innerhalb eines Tages, erhöht sich die Wahrscheinlichkeit, den Erreger zu isolieren. Während eines septischen Fieberschubes ist die Keimzahl am höchsten. Die Blutentnahme sollte unter sterilen Bedingungen peripher erfolgen, nicht aus zentralen Venenkathetern, da diese mit Keimen der Hautflora besiedelt sein können. Aufbewahrung der Blutkulturen im Wärmeschrank bei 37 °C .

Serologisch (LANCEFIELD Gruppen)

C-Substanz bestimmt die Gruppeneinteilung.

Die Zellwand der Streptokokken enthält ein Polysaccharid, die sog. **C-Substanz,** dessen Zusammensetzung innerhalb der Gruppe gleich, aber von Gruppe zu Gruppe etwas unterschiedlich ist, was sich mit Antiseren über eine Agglutination von Latexpartikeln nachweisen läßt. Die **β-hämolysierenden Streptokokken** werden auf diese Weise in die Gruppen A, B, C, F und G eingeteilt.

- Nasen-, Mund- und Rachenraum
- Darm
- Vagina.

Erreger und Vorkommen

- *β-hämolysierende Streptokokken der Gruppe A:* im Rachen bei etwa 10 % aller Gesunden
- *β-hämolysierende Streptokokken der Gruppe B:* Vagina bei etwa 10–40 % aller gesunden Frauen
- *β-hämolysierende Streptokokken der Gruppe C, F, G:* im Mund-Rachen-Raum von vielen Gesunden
- *α-hämolysierende Streptokokken:* im Nasen-Rachen-Bereich des Gesunden, können zu Karies führen (Streptococcus mutans)
- *γ-hämolysierende Streptokokken der Gruppe D:* regelmäßig in hoher Keimzahl im Darm von Gesunden.

β-hämolysierende Streptokokken Gruppe A

Streptococcus pyogenes

A-Streptokokken:
- Größte Virulenz
- Gleiche C-Substanz
- Unterschiedliche M-Substanz.

Synonym: **Streptococcus pyogens** (eitererregend).

Die Streptokokken der Gruppe A besitzen die größte Virulenz aller Streptokokkenarten, wozu das sogenannte **M-Protein** (über 70 unterschiedliche Serotypen) auf ihrer Oberfläche entscheidend beiträgt. Ähnlich wie eine Kapsel schützt das M-Protein vor Phagozytose. Die Streptokokken der Gruppe A besitzen alle die gleiche C-Substanz (gruppenspezifisches Antigen), können aber anhand unterschiedlich zusammengesetzter M-Substanz in über 70 Typen unterteilt werden.

Pathogenitätsfaktoren

M-Protein

Das M-Protein hat eine phagozytosehemmende Wirkung.

Exoenzyme

Antistreptolysintiter → Antikörper neutralisiertes Streptolysin.

- *Streptolysin:* lysiert Erythrozyten, Leukozyten und andere Zellen und verursacht Endokarditis. Streptolysin wird durch Antikörper neutralisiert, die z.B. mit dem **Antistreptolysintiter** gemessen werden.
- *Streptokinase:* löst Fibrin auf.
- *Hyaluronidase:* löst interzelluläre Kittsubstanz auf.
- *DNase:* baut DNA ab.

Autoimmunreaktion

Antikörperbildung gegen körpereigenes Gewebe.

Bei Spätfolgeerkrankungen beobachtet man die Bildung von Antikörpern, die gegen patienteneigenes Gewebe gerichtet sind, z.B. gegen Herzklappen oder Nierengewebe. Diese Autoantikörper sind wesentlich mitverantwortlich für Entstehung und Verlauf der Folgeerkrankung.

Klinik

- Eitrige Angina
- Rheumatisches Fieber
- Glomerulonephritis
- Scharlach
- Pyodermie
- Sepsis.

Eitrige Angina

Rachenentzündung (meist Mandelentzündung) vor allem bei Schulkindern. Keine Immunität nach Erkrankung!

Komplikationen sind Tonsillenabszeß (Mandelabszeß), Sinusitis (Nasennebenhöhlenentzündung), Otitis media (Mittelohrentzündung) und Pneumonie (Lungenentzündung).

Seltene Spätfolgen, die etwa 3 Wochen nach Infektion auftreten, sind:

- *Akutes rheumatisches Fieber* mit schmerzhaften und geschwollenen Gelenken, Endokarditis (Herzklappenentzündung) und evtl. Hirnbeteiligung, die sich als Chorea minor äußert (»Veitstanz«).
- *Akute Glomerulonephritis* mit Eiweißverlust über die Nieren, die meist nach einigen Monaten ausheilt. Spätere Nierenschäden sind aber nicht ausgeschlossen.

Scharlach

Hochfieberhafte Angina mit kleinfleckigem Exanthem (Hautausschlag) und Lymphknotenschwellungen, die durch erythrogenes Toxin bildende Streptokokken hervorgerufen werden. Das Toxin verursacht neben Fieber das Scharlachexanthem (Überempfindlichkeitsreaktion) und hinterläßt eine *relative* Immunität, so daß mehrfache Erkrankungen möglich sind.

Seltene Spätfolgen sind: akutes rheumatisches Fieber und akute Glomerulonephritis.

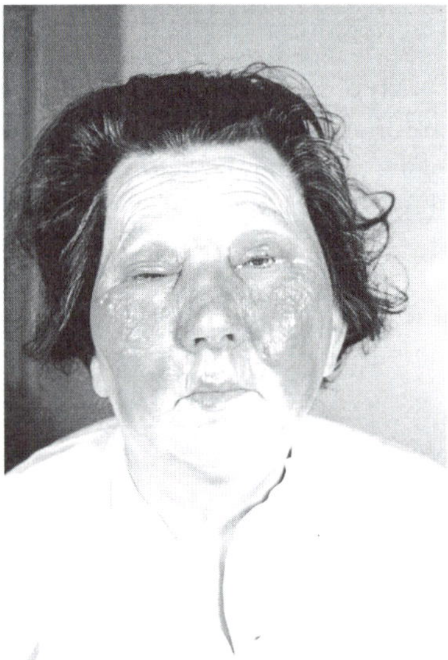

Abb. 4.9 Erysipel [E 168]

Pyodermie

Eitrige Hautentzündungen wie

- *Impetigo contagiosa:* oberste Hautschichten betroffen
- *Erysipel:* tiefere Hautschichten betroffen, sich großflächig ausbreitende Hautrötung mit scharfer Begrenzung
- *Phlegmone:* Befall des Unterhautgewebes besonders nach tiefen Verletzungen und Operationen.

Bei Impetigo kommt es häufig zur Superinfektion mit Staphylococcus aureus. Bei Phlegmonen kann durch die toxische Wirkung der Streptokokkenzellwände (auch von toten Bakterien) das Gewebe zerfallen (Nekrosen). Seltene Spätfolge: akute Glomerulonephritis.

Sepsis

Bei Wund- und (selten) Racheninfektionen kann es zum Eindringen der Erreger in die Blutbahn kommen, was zum Tod durch septischen Schock (Purpura fulminans) führen kann. Das **Kindbettfieber** mit tödlicher Sepsis war und ist vor allem durch Streptokokken der Gruppe A bedingt.

Diagnose

Ausstrich (z.B. aus Rachenabstrich) auf Blutagarplatte; über Nacht bei 37 °C wachsen lassen; feine Kolonien mit durchsichtigem Hof werden auf Bacitracin-Empfindlichkeit oder im Latexagglutinationstest auf Anwesenheit der C-Substanz vom Typ A geprüft.

Therapie

Penicillin.

Bei Fieber, Exanthem, Lymphknotenschwellungen, Haut-, Wund- und Mittelohrinfektionen, Endokarditis, Glomerulonephritis, Sepsis in jedem Falle Penicillin (außer bei Penicillinallergie).

β-hämolysierende Streptokokken der Gruppe B

Neugeboreneninfektion

- Sepsis
- Meningitis
- Wund- und Harnweginfektion.

Etwa jedes 1 000ste Neugeborene infiziert sich im Geburtskanal, wodurch es innerhalb weniger Stunden oder Tage zur tödlichen (50 %) Sepsis oder in der zweiten Lebenswoche zur Meningitis (oft Restschäden durch Defektheilung) kommen kann. Mangelgeburt und fehlende Antikörper gegen die Kapselantigene der B-Streptokokken erhöhen das Infektionsrisiko für das Neugeborene.

Wund-und Harnweginfektionen, Meningitis, Sepsis treten im allgemeinen nur bei immungeschwächten Erwachsenen und Diabetikern auf.

β-hämolysierende Streptokokken der Gruppen C, F, G

- Rachenentzündung
- Wundinfektion
- Abszesse.

Rachenentzündungen, Wundinfektionen und Abszesse, die durch Streptokokken der Gruppen C, F und G hervorgerufen werden, sind weniger häufig als Infektionen durch β-hämolysierende Streptokokken der Gruppe A. Sie zeigen aber zum Teil ähnliche Pathogenität.

α-hämolysierende Streptokokken und nicht-hämolysierende Streptokokken

- *Karies:* Streptococcus mutans
- *Zahnabszesse:* Streptococcus milleri (= intermedius)
- *Endokarditis* (Entzündung der Herzklappen): 40 % aller Endokarditiden werden durch eine der folgenden Streptokokkenarten verursacht: S. sanguis, S. mitis, S. mutans, S. bovis. Diese Keime befallen vor allem vorgeschädigte Herzklappen und können zur Endokarditis lenta (langsam, chronisch verlaufend) führen.

Antibiotika.

Therapie Penicillin und Gentamicin kombiniert.

Nicht-hämolysierende Streptokokken der Gruppe D

- Enterokokken
- Bei Streuung ins Blut →Endokarditis.
- Auftreten mit anderen Erregern.

Nicht-hämolysierende Streptokokken der Gruppe D = Enterokokken.

Harnweginfekt, Endokarditis, Wundinfektionen: Pathogenität geringer als die der β-hämolysierenden Streptokokken.

Sie können bei Gallenwegs- oder Darminfektionen ins Blut streuen und so zu einer Endokarditis führen. Harnweginfekte durch Enterokokken sind relativ selten (nur 4 % aller Fälle aller Harnweginfekte). In Wunden werden sie meist nur in Verbindung mit anderen, virulenteren Erregern gefunden.

Enterokokken sind sehr umweltresistent und als einzige Streptokokken resistent gegen Penicillin, deshalb Behandlung mit Ampicillin.

Streptococcus pneumoniae

Pneumokokken

Streptococcus pneumoniae = Pneumokokken.

Mikroskopisch:
Diplokokken (immer nur zwei Kokken nebeneinander, also keine Ketten wie bei den übrigen Streptokokken), die im Abstrichpräparat oft von einer hellen, farblosen Kapsel umgeben sind. Die Kapsel als Phagozytoseschutz ist der entscheidende Virulenzfaktor der Pneumokokken.

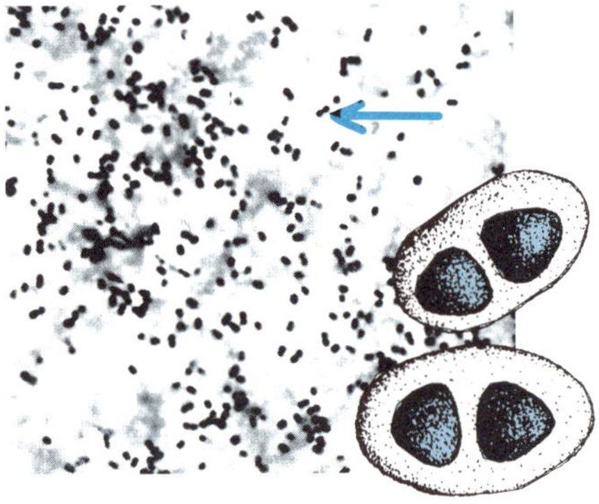

Abb. 4.10
Pneumokokken unter dem Mikroskop und schematisch [B 109]

- Pneumonie
- Otitis media
- Sinusitis
- Eitrige Meningitis
- Eitrige Konjunktivitis.

Klinik

- **Pneumonie:** Auch endogene Infektion (Keime stammen aus dem Rachen des Patienten selbst) bei Abwehrschwäche oder Virusinfekt, häufig jedoch Tröpfcheninfektion.
- **Otitis media** (Mittelohrentzündung): Besonders bei Kleinkindern, kann auch zur Meningitis führen.
- **Sinusitis:** Bei Nasennebenhöhlen-Entzündungen findet man oft Pneumokokken. Eine eitrige Meningitis als Komplikation ist möglich.
- **Eitrige Meningitis:**
  Pneumokokken gehören zu den häufigsten Erregern der bakteriellen Meningitis.
- **Eitrige Konjunktivitis:** gefürchtete Bindehautentzündung des Auges mit möglicher Zerstörung der Hornhaut.

Bei Patienten ohne Milz, mit Tumoren, Leukämie, HIV-Infektion kommt es oft zum Eindringen der Pneumokokken ins Blut mit Meningitis als Komplikation.

Diagnose

Grampräparat grampositive Diplokokken

Kultur Auf Blutagarplatte flache vergrünende Kolonien, bei Kapselbildung schleimig glänzend. Bei Verdacht auf eine Pneumokokkenpneumonie auch Blutkulturen abnehmen.

Merke

Pneumokokken sterben schnell ab (Autolyse), deshalb sollte eingesandtes Material so bald wie möglich, in jedem Fall innerhalb eines Tages das Labor erreichen, da sonst keine Anzüchtung mehr möglich ist.

Antibiotika

Therapie

Penicillin

4.4 Wundinfektionen

Endogene Infektion: Standortflora
Exogene Infektion: Umweltkeime.

Jede eitrige postoperative Wundinfektion mit oder ohne positive Kultur ist als nosokomiale Infektion zu bezeichnen. Die Herkunft des Erregers, ob exogen oder endogen, muß dabei laut Prof. Daschner (Professor für Mikrobiologie und Hygiene, Freiburg) nicht berücksichtigt werden.

- **Endogene Infektion** bedingt durch Eröffnen infizierter Organe oder Hohlräume mit Standortflora.

- **Exogene Infektion** durch Hautkeime, Luftkeime, mangelhafte Wundpflege, kontaminierte Gegenstände.
- **Wundinfektionsfördernde Faktoren** sind Hämatome, Gewebeschädigung durch mangelnde Durchblutung z.B. bei zu straffer Wundnaht, Nekrosen, Fremdkörper. Bei einer Operationsdauer von 30 Minuten treten zu 1 % Infektionen auf, bei 4 Stunden schon 14 %.
- **Klinische Zeichen**: 2–3 Tage postoperativ, Wundschmerz, Rötung, Schwellung, Eiterung, Lymphknotenschwellung.

Häufigste Erreger bei chirurgischen Wundinfektionen

Wundinfektionskeime:

- Staphylococcus aureus, unter Umständen auch Koagulase-negative Staphylokokken
- Escherichia coli und andere gramnegative Bakterien wie Proteus, Serratia, Klebsiellen, Enterobacter
- Bacteroides und andere Anaerobier wie Peptokokken, Peptostreptokokken, Fusobakterien
- Pseudomonas aeruginosa
- Enterokokken
- Candida albicans.

Diagnose

Wundabstrich mit sterilem Wattetupfer, der in einem Transport-Agarröhrchen an das Labor verschickt wird.

Therapie

- Desinfektion
- Antibiotika.

Lokale Desinfektion. Bei tieferen Wunden eventuell zusätzlich systemisch Antibiotikatherapie nach Antibiogramm.

4.4.1 Infektionen durch Pseudomonas aeruginosa

Erreger

- Obligat aerober Erreger
- Vermehrung in feuchtem Milieu.

Pseudomonas aeruginosa ist ein gramnegatives Stäbchen, produziert charakteristischen grünen Farbstoff (Pyocyanin), ist im Wachstum anspruchslos und daher in feuchtem Milieu sehr umweltresistent. Obligater Aerobier.

Vorkommen

Typischer Wasserkeim, der überall in feuchtem Milieu anzutreffen ist: Waschbecken, Wasserleitungen, kontaminierte Infusionslösungen, Beatmungsgeräte, Stuhl, Boden, Pflanzen.

Klinik

- Sekundärinfektion
- Superinfektion.

Sekundär- und Superinfektionen (d.h. Infektionen meist in Verbindung mit anderen Bakterien), z.B.

- Wundinfektionen
- Hautinfektionen bei Verbrennungen
- Lungeninfektion bei Beatmungspatienten oder Mukoviscidose
- Harnweginfekte
- Sepsis, häufig von Galle, Lunge oder Harnwegen streuend evtl. mit Endokarditis oder Meningitis
- Superinfektion bei chronischer Otitis externa.

Therapie

- Antibiotika nach Antibiogramm → Resistenzentwicklung
- Erregerreservoire beseitigen.

Pseudomonas ist gegen die meisten gängigen Penicilline und Cephalosporine resistent, daher nur Therapie nach Antibiogramm. Hinzu kommt, daß Pseudomonas aeruginosa zur Resistenzentwicklung neigt, so daß der Keim bei fortbestehender Abwehrschwäche oft durch Antibiotika nicht zu beseitigen ist. Deshalb muß versucht werden, die Resistenzschwäche zu beheben oder mögliche Erregerreservoire, z.B. Beatmungsgerät, aufzudecken und zu sanieren.

4.4.2 Abszesse durch Anaerobier

Erreger

- Bacteroides
- Peptococcus
- Peptostreptococcus
- Fusobacterium.

Obligat (= ausschließlich) anaerob wachsende Bakterien. Sauerstoff ist für Anaerobier giftig, d.h. an der Luft sterben diese Bakterien ab. Beispiele für obligate Anaerobier: Bacteroides, Peptococcus, Peptostreptococcus, Fusobakterien.

Die meisten Bakterien sind fakultativ (frei wählbar) anaerob, d.h. sie wachsen mit oder ohne Sauerstoff. Wir Menschen dagegen sind obligate Aerobier, obwohl Sauerstoff in zu hoher Konzentration für uns auch giftig ist: z.B. kann er bei Neugeborenen, die zu lange mit zu hohem Sauerstoffgehalt beatmet werden, zu Lungenfibrose und Erblindung führen.

Vorkommen

- Mund- und Rachenraum
- Darm
- Vagina.

Über 90 % der Darmflora besteht aus Anaerobiern. Weiterhin gehören Anaerobier zur Mundflora, wobei sie Zahnfleischtaschen bevorzugen (Parodontitis-Erreger). In geringer Konzentration sind sie in der Vagina zu finden. Bei einer Aminkolpitis besiedeln sie die Vagina jedoch massenhaft und führen daher leicht zu Wundabszessen nach vaginalen Eingriffen.

Klinik

- Immer endogene Infektion
- Charakteristischer Geruch
- Absiedlungsgefahr.

Die Infektion ist immer endogen, d.h. die Infektionsquelle ist immer der Patient selbst. Typisch ist der Peritonealabszeß nach perforierter Blinddarmentzündung (Anaerobier stammen aus dem Darm).

Der Krankheitsverlauf ist schleichend. Die Abszesse stinken äußerst unangenehm, ähnlich wie übelriechender Stuhlgang. Die Anaerobier können aus dem Abszeß ausbrechen und über das Blut zu Absiedlungen (neuen Abszessen) in den verschiedensten Organen führen, z.B. in Hirn, Lunge, Leber, Niere.

Diagnose

Zur sicheren Diagnosestellung ist immer eine Untersuchung des Wundabstrichs im Labor nötig.

Merke

Rasche Einsendung im luftdichten Röhrchen! Die Anzüchtung dauert allerdings mindestens zwei Tage. Der endgültige Befund ist erst nach etwa einer Woche zu erwarten, d.h. man muß meist auf Verdacht hin behandeln und darf nicht stur auf den bakteriologischen Befund warten.

Therapie

- Antibiotika
- Abszeßspaltung.

Alle Anaerobier sind gegenüber Metronidazol (Clont®) empfindlich. Deswegen wird Clont® schon bei Verdacht auf eine Anaerobierinfektion verordnet. Neben der Antibiotikagabe ist, sofern möglich, eine Abszeßspaltung angezeigt.

4.4.3 Gasbrand

Erkrankung und Tod sind meldepflichtig.

Clostridium perfringens

Erreger

Erreger des Gasbrandes ist **Clostridium perfringens**, ein anaerober Sporenbildner und grampositives Stäbchen.

Sporen:
- Bakterienruheform
- Dicke Zellwand
- Wasserarmes Inneres
- Lange Überlebenszeit

Sporen könnte man als »Bakterien im Winterschlaf« beschreiben. Nur Clostriden (anaerobe Sporenbildner) und Bacillen (aerobe Sporenbildner) sind befähigt, in den Sporenzustand überzugehen.

Sporen zeichnen sich durch eine dicke Wand und wasserarmes Inneres aus und können so Jahrzehnte in der Außenwelt überleben.

Merke

Abtötung nur durch Autoklavieren.

Nur Autoklavieren über 30 Minuten bei 120 °C in gesättigtem Wasserdampf tötet die Sporen ab = Sterilisation! Durch Alkohol oder andere Desinfektionsmittel lassen sich Sporen nicht abtöten.

Vorkommen

Ubiquitär

Sporen von Clostridium perfringens sind überall in der Umwelt (ubiquitär) zu finden, insbesondere im Boden. Werden sie mit der Nahrung aufgenommen, so können sie im Darm aus ihrer Versporung in die vegetative (vermehrungsfähige) Form übergehen. Daher kann man häufig bei Gesunden Clostridium perfringens aus dem Stuhl anzüchten.

Klinik

- Rasche Keimvermehrung
- Starke Gasbildung → Hautkrepitation
- Keimausschwemmung ins Blut
- Zerstörung der Blutzellen
- Tod.

Bei tiefen Verletzungen, z.B. Operationen, Verkehrsunfällen oder schweren Verwundungen, mit schlechter Durchblutung des Wundareals kann es zur endogenen (vom Darm ausgehend) oder bei verdreckten Wunden zur exogenen Infektion mit Clostridium perfringens kommen.

Bei anaeroben Verhältnissen mit reichlich Nahrungsangebot, z.B. bei Nekrosen, vermehrt sich Clostridium perfringens sehr rasch, bildet eine Reihe von zelltötenden und Gewebe auflösenden Toxinen und damit viel Gas durch Verstoffwechselung von Zuckern. Die starke Gasbildung kann man auf der Haut als Hautkrepitation (»Hautknistern«) ertasten und im Röntgenbild als gefiederte Muskulatur sehen. Es kommt nach wenigen Stunden bis Tagen zur Ausschwemmung der Toxine ins Blut, zur Zerstörung der Blutzellen und zum Tod.

Therapie

- Wundrevision
- Antibiotika.

Bei Verdacht auf eine Clostridium-perfringens-Infektion muß sofort die Wunde eröffnet, und alles nekrotische Gewebe entfernt werden. So erreicht man aerobe Verhältnisse, wodurch die Clostridien absterben. Der Sauerstoff im Blut ist ausreichend. Weiterhin sollte man Penicillin geben, was aber als alleinige Maßnahme nie ausreicht.

Prophylaxe

Verschmutzte, tiefe Wunden werden offen behandelt, und die Wunde gründlich von Dreck und totem Gewebe gereinigt.

4.4.4 Tetanus (Wundstarrkrampf)

Erkrankung und Tod sind meldepflichtig.

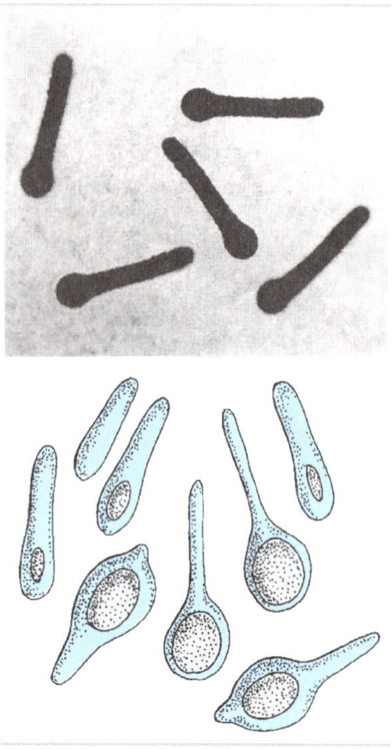

Abb. 4.11
Tetanusbakterien [B 109, 101]

Erreger

Clostridium tetani

Clostridium tetani: anaerober Sporenbildner, grampositives Stäbchen.

Vorkommen

Ubiquitär

Die widerstandsfähigen Sporen von Tetanusbakterien sind überall in der Umwelt vorhanden (ubiquitär), insbesondere im Boden.

Klinik

- Ausbreitung des Toxins
- Krämpfe
- Erstickungstod.

Clostridium tetani bildet ein Nervengift, das **Tetanustoxin**, das zu unkontrollierten Krämpfen der Muskulatur führt. Über verschmutzte, auch kleine Wunden, dringt Clostridium tetani in den Körper ein und vermehrt sich an der Eintrittsstelle. Nach 2 Tagen bis 2 Wochen kommt es zu ersten Krämpfen der Kaumuskulatur, dem *Risus sardonicus*. Die Betroffenen sterben ohne Therapie nach Tagen oder Wochen am Erstickungstod. In der Bundesrepublik etwa 100 Fälle pro Jahr, weltweit 300 000!

Therapie

- Wundrevision
- Hyperimmunglobulin.

- Operative Eröffnung der Wunde, um aerobe Verhältnisse zu schaffen
- Gabe von Hyperimmun-γ-Globulin, um Tetanustoxin zu neutralisieren: Schutzimpfung mit Tetanus-Toxoid (durch Formalin inaktiviertes Tetanustoxin), um Immunität gegen Tetanustoxin zu erreichen.

Merke

Eine Impfung mit inaktivierten Erregern nennt man **aktive Impfung**, da der Körper aktiv Antikörper bildet, im Gegensatz zur **passiven Impfung**, bei der Hyperimmunglobulin (konzentrierte Antikörper) gespritzt wird.

Aktive Impfung:
- Kein sofotiger Schutz
- Aktive Antikörperbildung
- Immunität erst nach Wochen.

Passive Impfung:
- Sofortiger Schutz
- Zufuhr von Antikörpern
- Keine dauerhafte Immunität.

Die aktive Impfung gilt nicht als sofortiger Schutz, führt aber durch den Anreiz zur Antikörperbildung nach zwei Wochen zur Immunität. Die passive Impfung durch Antikörper gibt sofort Schutz, der einige Wochen anhält, ruft aber keine Immunität hervor.

Bei Verletzungen sollte die Aktivimpfung aufgefrischt werden (☞ unten). Bei stark verschmutzten Wunden mit hoher Clostridium-tetani-Keimzahl und fehlendem Immunschutz erfolgt die sog. **Aktiv-Passiv-Immunisierung**: Injektion von Tetanus-Toxoid und Hyperimmunglobulin an kontralateralen Körperstellen, z.B. linker Oberarm und rechte Gesäßhälfte.

Impfplan für Tetanus-Aktivimpfung

- Ab 4. Lebensmonat 1. Injektion: erste Antikörper werden gebildet, aber Titer (= »Menge«) zu niedrig für langdauernde Immunität.
- 4–8 Wochen später 2. Injektion, sog. Boosterung: Antikörpertiter wird um ein Vielfaches gesteigert
- 1 Jahr später 3. Injektion: nochmalige Erhöhung des Antikörpertiters.
- Der Impfschutz nach der 3. Injektion hält 5–10 Jahre an, danach sollten erneut Auffrischimpfungen vorgenommen werden, spätestens nach 10 Jahren.

Merke

Dieses **Impfschema mit 3 Injektionen** und nachfolgenden Auffrischimpfungen gilt allgemein für alle Impfungen mit Proteinen oder toten Erregern. **Lebendimpfungen,** z.B. Polio, Masern, Mumps, verleihen Immunität über Jahrzehnte, da sich hier der Impfstoff als Antigen im Körper vermehrt und dadurch eine viel stärkere Antikörperbildung erfolgt.

4.5 Harnweg- und Genitalinfektionen

Auch Trichomonaden können den Genitaltrakt besiedeln. Sie gehören jedoch nicht zu den Bakterien, sondern zu den Protozoen und werden deshalb in Kapitel 6 behandelt.

4.5.1 Harnweginfektionen

Häufigkeit nosokomialer (im Krankenhaus erworbener) Infektionen:

- 30–50 % Harnweginfektionen
- 10–25 % Wundinfektionen

- 10–15 % Atemwegsinfektionen
- 3–5 % Sepsis.

Mikrobiologische Normalflora

Mischflora aus:
- Staphylokokken
- Enterokokken
- Streptokokken
- Anaerobiern.

Die Harnwege einschließlich der Harnblase sind beim Gesunden steril. An der Harnröhrenmündung findet man Hautflora: koagulase-negative Staphylokokken, Enterokokken, vergrünende Streptokokken, Anaerobier. Diese Keime können beim Katheterisieren in die Harnblase verschleppt werden und dort zu einer iatrogenen (= vom Arzt oder Pflegepersonal verursachten) Harnblaseninfektion führen. Deshalb ist vorher die sorgfältige Desinfektion der Urethramündung unerläßlich.

Erregerspektrum des Harnweginfektes

Gramnegative Bakerien

Gramnegative Bakterien sind für die meisten Harnweginfekte verantwortlich. Sie sind fakultativ aerob wachsende Bakterien und stammen aus dem Darm. Die obligaten Anaerobier der Darmflora (> 95 %) verursachen keine Harnweginfektionen.

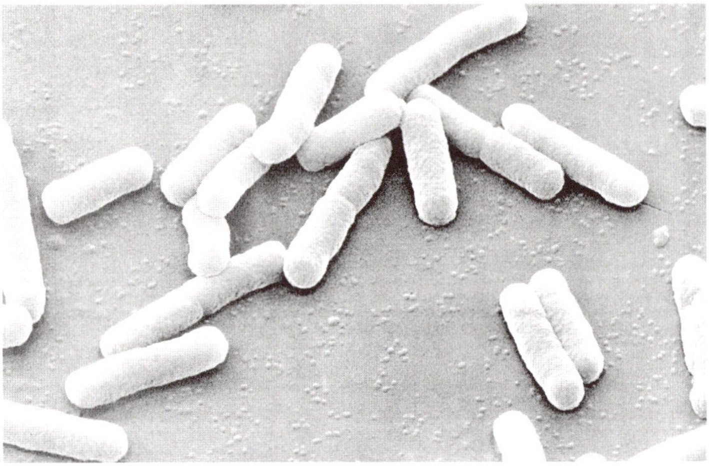

Abb. 4.12 Gramnegative Stäbchen

Häufigkeit der Keime bei Harnweginfektionen

Keim	außerhalb	im Krankenhaus
Escherichia coli	90 %	60 %
Proteus	5 %	16 %
Klebsiella od. Enterobacter	2 %	9 %
Staphylococcus aureus	3 %	5 %
Pseudomonas aeruginosa	–	3 %
Streptokokken	–	6 %
Sonstige	–	1 %

Risikofaktoren

Risikofaktoren bekannt

- Blasenkatheterisierung
- Stau in den Harnleitern (Ureteren) infolge Stenose durch Narbenbildung nach Verletzung oder Entzündung:
  - Der erhöhte Druck des Urins schädigt das Endothel (Zellen, die die Innenwand des Harnleiters bilden) und begünstigt damit die Besiedelung mit Bakterien.
  - Der Spüleffekt fällt weg.
- Einengung der Harnröhre, z.B. durch Prostatavergrößerung, Narbenstriktur, Vorhautverengung und eine damit einhergehende unvollständige Entleerung der Blase
- Nierensteine durch Verletzung des Endothels
- Tumore der Niere, Harnblase oder Prostata
- Abwehrschwäche, z.B. durch Infektionen, nach Operationen, bei schweren Allgemeinerkrankungen wie Diabetes mellitus.

Übertragungswege

Schmierinfektion

Schmierinfektionen über die Hände des Personals, die z.B. mit Urinsammelgefäßen, Bettschüsseln, Stuhl, verunreinigten Spüllösungen in Kontakt kommen und ungewaschen den Patienten berühren. Dies gilt insbesondere beim Einlegen und Versorgen von Blasenkathetern.

Klinik und Diagnose

Symptome der Harnweginfektion:

- Harndrang, Brennen beim Wasserlassen
- häufiges, tropfenweises Wasserlassen
- Druckgefühl über der Harnblase
- Flankenschmerzen bei Nierenentzündung
- Fieber

Komplikationen: Sepsis von den Nieren augehend.

Definition des Harnweginfektes

Symptome	Keimzahl	Infektion	Antibiotika
ja	100 000/ml und mehr	sicher	ja
möglich*	1 000–10 000/ml	wahrscheinlich	fraglich
nein**	weniger als 1 000/ml	zweifelhaft	nein

* Die Anwesenheit von Leukozyten im Harn ist ausschlaggebend
** Im allgemeinen liegt eine Kontamination mit Hautflora vor.

Die **Diagnose** wird durch den Keimnachweis gestellt.

Probengewinnung:
- Mittelstrahlurin
- Katheterurin
- Punktionsurin.

Pflege

Mittelstrahlurin gewinnen

Reinigen der Harnwegsöffnungen: Drei mit Seifenlösung getränkte Einmaltücher werden zum Waschen verwendet: Bei Männern wird die Vorhaut zurückgezogen und die Glans penis (Eichel) gewaschen. Bei Frauen werden die Schamlippen gespreizt und dreimal (jeweils neues Einmaltuch verwenden) die Umgebung des Harnröhrenausgangs in Richtung Anus gereinigt. Dabei immer nur einmal in einer Richtung wischen, dann neues Einmaltuch verwenden. Einmaltuch nach Gebrauch sofort verwerfen. Die Patienten sollten nach Möglichkeit die Reinigung selbst vornehmen, wobei sie voher gewissenhaft über den Vorgang zu informieren sind.

Beim **Wasserlassen** muß beim Mann die Vorhaut zurückgezogen sein, bei der Frau müssen die Schamlippen gespreizt werden, da sonst Hautflora das Ergebnis verfälschen kann. Die ersten Milliliter Urin enthalten Keime, die die äußere Harnröhre besiedeln und keine pathogene Bedeutung haben. Deshalb wird dieser Anfangsurin verworfen und erst der sogenannte Mittelstrahlurin in einem sauberen, nicht notwendigerweise sterilen Gefäß aufgefangen. Der zuletzt kommende Urin wird ebenfalls verworfen.

Katheterurin gewinnen

Beim Einschieben des Katheters besteht die Gefahr der Verschleppung von Bakterien in die Blase. Zudem werden länger liegende Katheter häufig von E. coli und anderen Harnweginfekterregern besiedelt. Aus beiden genannten Gründen kommt es bei katheterisierten Patienten häufiger zu einem Harnweginfekt. Dauerkatheterträger leiden oft an chronischer Nierenbekkenentzündung, die zur Sepsis und zum vorzeitigen Tod durch Nierenversagen führen kann.

Merke

Bei Keimbesiedelung des Katheters findet man keine Leukozyten im Urin, bei einer Harnwegentzündung findet man immer Leukozyten im Urin. Deshalb beim Urinsticks immer auf Leukozyten achten.

Suprapubische Blasenpunktion Sie ist die sterilste Methode zur Urinprobengewinnung, ist aber nur in Ausnahmefällen angezeigt.

Abnahmezeit Die letzte Miktion (Wasserlassen) sollte mindestens 3–5 Stunden zurückliegen. Am besten ist Morgenurin geeignet.

Transportzeit Die ungekühlte Urinprobe sollte binnen zwei Stunden das Labor erreichen und dort sofort untersucht werden. Gekühlt (Kühlschrank) kann Urin bis zur Untersuchung etwa 24 Stunden aufgehoben werden. Älterer Urin läßt sich diagnostisch nicht mehr eindeutig beurteilen.

Urikult Das Transportzeitproblem kann mit Hilfe des Urikults umgangen werden. Allerdings kann in diesem Fall kein mikroskopisches Präparat vom Urin angefertigt werden, so daß keine Aussage über Leukozyten im Urin möglich ist. Zudem wird der Urikult sehr oft im Krankenhaus falsch beimpft. Unbedingt Gebrauchsanweisung sorgfältig lesen und verstehen! Urikultagar in Urin eintauchen, nicht übergießen, und Urin abtropfen lassen. Es darf kein Resturin im Urikultröhrchen sein, da sich sonst Keime im Resturin vermehren, beim Transport ständig auf den Agar gebracht werden und so einen Harnweginfekt vortäuschen.

Merke

Eine Bakterienreinkultur von 100 000 Keimen pro Milliliter oder mehr und die Anwesenheit von Leukozyten spricht für einen Harnweginfekt. Keimzahlen von 1 000 pro Milliliter und mehr als zwei verschiedene Bakterienarten sprechen gegen einen Harnweginfekt.

Therapie

- Reichlich trinken
- Antibiotika.

Neben dem Spülen der Blase durch großzügige Trinkmenge wird bei einem nachgewiesenen Harnweginfekt antibiotisch behandelt, z.B. mit Trimethroprim + Sulfamethoxazol (z.B. Eusaprim®).

4.5.2 Bakterielle Vaginose (Aminkolpitis)

Endogene Infektion mit Stuhlflora

Bei der Aminkolpitis handelt es sich um eine Entgleisung der Vaginalflora durch eine endogene Infektion mit Stuhlflora. Von der Menarche bis zur Menopause besiedeln Lactobazillen (grampositive gerade Stäbchen) die Scheide und säuern das Scheidenmilieu an, wodurch andere Bakterien am Wachstum gehindert werden. Bei der Aminkolpitis sind diese Lactobazillen fast gänzlich verschwunden und durch eine große Anzahl **Gardnerella vaginalis** (apathogenes, grampositives, kommaförmig gebogenes Bakterium) und verschiedene **Anaerobier** aus dem Darm ersetzt.

Klinik

- Unangenehm riechender Ausfluß
- Gefahr der Überbesiedlung.

Häufige Störung, die am dünnflüssigen Ausfluß mit unangenehmem Geruch bedingt durch Fettsäuren aus dem Stoffwechsel der Anaerobier erkennbar ist. Die Aminkolpitis für sich allein ist nur lästig, kann aber das Eindringen pathogener Keime wie β-hämolysierende Streptokokken, Chlamydien und Gonokokken erleichtern. Bei bestehender Aminkolpitis kommt es z.B. nach Dammschnitten oder vaginalen Operationen häufiger zu postoperativen Infektionen des Wundbereichs.

Merke

In der Schwangerschaft muß eine Aminkolpitis unbedingt therapiert werden, da sie die Hauptursache für eine bakterielle Besiedlung der Eihäute mit nachfolgendem vorzeitigen Blasensprung und Frühgeburt (25.–36. Schwangerschaftswoche) darstellt.

Therapie

- Antibiotikahaltige Vaginalzäpfchen
- Evtl. Scheidenmilieu ansäuern.

Metronidazol Vaginalsuppositorien. Alle Anaerobier reagieren empfindlich auf dieses Antibiotikum. Danach eventuell Ansäuern des Scheidenmilieus mit Milchsäure-Suppositorien.

Prophylaxe

Perianales Waschen nach dem Stuhlgang, keine Scheidenspülungen.

4.5.3 Tripper (Gonorrhoe)

Der/die Betroffene ist gesetzlich verpflichtet, sich ärztlich behandeln zu lassen. Es besteht eine Meldepflicht ohne Namensnennung bei Erkrankung. Die Gonorrhoe ist seit Mitte der 80iger Jahre stark zurückgegangen und stellt heute im Vergleich zur Chlamydieninfektion eine Seltenheit dar.

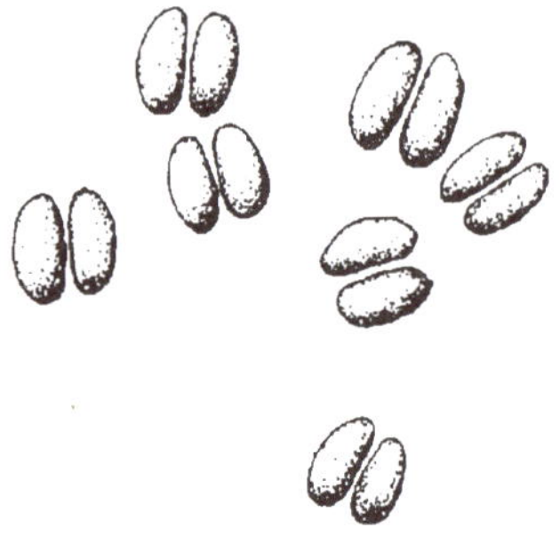

Abb. 4.13
Neisserien schematisch

Erreger

Neisseria gonorrhoeae

Neisseria gonorrhoeae: gramnegative Diplokokken, d.h. semmelförmig zusammenliegende Kokken. Sie besitzen wie alle gramnegativen Bakterien ein endotoxisches Lipopolysaccharid in ihrer Zellwand. Pili als Pathogenitätsfaktor ermöglichen es den Gonokokken, an Schleimhautepithelzellen zu haften und sie zu durchdringen.

Übertragungsweg

Geschlechtskrankheit

Fast ausnahmslos durch Geschlechtsverkehr (Geschlechtskrankheit). Inkubationszeit 2–5 Tage.

Klinik

- Urethritis
- Ausfluß
- Gefahr aufsteigender Infektion.

Brennen beim Wasserlassen und gelbgrünlich eitriger Ausfluß aus der Harnröhre (Urethritis). Beim Mann sind die Symptome häufig ausgeprägter als bei der Frau, bei der eine Gonorrhoe unbemerkt bleiben kann. Dadurch ist aber auch die Gefahr eines Befalls der Gebärmutter und der Eileiter (Tuben) erhöht.

Komplikationen

- Strikturen
- Aufsteigende Genitalentzündungen
- Sterilität
- Endokarditis
- Gelenkentzündungen
- Neugeborene → Augenentzündung.

Beim Mann wie bei der Frau kann die Gonorrhoe bei ausbleibender antibiotischer Behandlung vernarbend ausheilen und zu einer Urethrastriktur führen. Desweiteren können die Gonokokken von der Urethra zu den inneren Geschlechtsorganen aufsteigen und hier Entzündungen mit nachfolgender Sterilität hervorrufen: beim Mann Prostatitis und Nebenhodenentzündung, bei der Frau Zervizitis, Adnexitis bzw. Salpingitis (Entzündung der Tuben) bis hin zu einer Peritonitis.

In Einzelfällen können die Gonokokken auch ins Blut streuen und eine Gelenkentzündung oder Endokarditis hervorrufen. Die Beschwerden sind in diesen chronischen Stadien geringer als bei der akuten Urethritis oder Zervizitis, die Folgen sind aber oft schwerwiegend.

Neugeborene können sich im Geburtskanal infizieren, was zu einer schweren Augenentzündung mit Erblindung führen kann. Das Tropfen von 1 %iger Silbernitratlösung in den Bindehautsack unmittelbar nach der Geburt beugt einer Augenentzündung durch Gonokokken vor: **CRÉDÉsche Prophylaxe,** die jedoch nicht mehr routinemäßig durchgeführt wird.

Diagnose

Im gefärbten Eiteraustrich (Methylenblau oder GRAM) sind die Gonokokken als semmelförmige Diplokokken erkennbar. Typischerweise liegen sie phagozytiert in den Granulozyten vor. Eine sichere Diagnose ist aber erst nach Anzüchtung im Labor möglich. Dabei ist die schnelle Weiterleitung des Abstrichs in das Labor entscheidend für den Anzuchterfolg, da Gonokokken außerhalb des menschlichen Körpers rasch absterben.

Antibiotika

Therapie Penicillin G.

4.5.4 Syphilis (Lues)

Die Betroffenen sind gesetzlich verpflichtet, sich ärztlich behandeln zu lassen. Es besteht eine Meldepflicht ohne Namensnennung bei Erkrankung. Bei Behandlungsverweigerung, muß eine namentliche Nennung erfolgen.

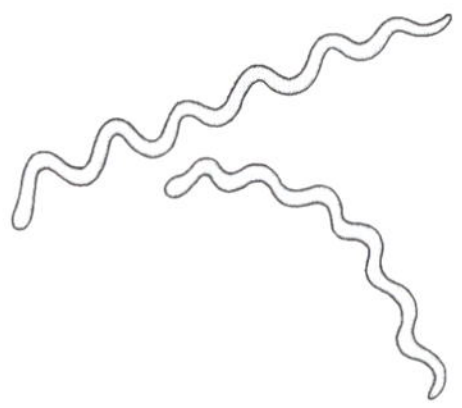

Abb. 4.14
Spiralförmiges Bakterium [L 157]

Erreger

Treponema pallidum

Treponema pallidum: spiralförmige Bakterien, die sich nicht auf Nährböden vermehren lassen und außerhalb des Körpers rasch absterben.

Übertragungswege

Geschlechtskrankheit

Infektion fast immer durch Geschlechtsverkehr, aber auch über verletzte Haut oder Schleimhaut und über die Plazenta möglich. Inkubationszeit 2–5 Wochen.

Klinik

Verlauf in 3 Stadien

Primärstadium An der Infektionsstelle bildet sich ein etwa erbsengroßes, schmerzloses Geschwür, das nach 4–6 Wochen spontan verschwindet. In dieser Zeit dringen die Treponemen schon über die Lymphwege ins Blut vor. Es kommt zur Generalisierung.

Sekundärstadium Die Treponemen haben sich über das Blut ausgebreitet und verursachen nässende, hochinfektiöse Papeln und andere vielgestaltige Hautausschläge, die von symptomfreien Intervallen abgelöst werden. Dieses Aufflackern der Hauterscheinungen kann sich über Jahre hinziehen oder in das Tertiärstadium münden.

Tertiärstadium Befall der Aorta, z.B. mit Aortendissektion und Aortenaneurysma, der Haut mit braunroten Knoten und des ZNS mit Gangstörungen und Demenz.

Diagnose

Ausschließlich Antikörpernachweis im Serum, z.B. WASSERMANN-Reaktion, da keine Anzüchtung der Treponemen möglich ist. Die Antikörper vermitteln keine sichere Immunität, daher sind Reinfektionen möglich.

Therapie

Penicillin hochdosiert

Hochdosiert Penicillin, so daß über 2–3 Wochen ein bakterizider Spiegel erhalten bleibt.

4.5.5 Infektionen durch Chlamydien

Die Chlamydieninfektion ist heute die häufigste bakterielle, sexuell übertragene Infektion. Etwa 5 % aller Frauen und Männer im Alter zwischen 15 und 30 Jahren sind infiziert, danach nimmt die Häufigkeit rasch ab.

Erreger

Chlamydia trachomatis

Chlamydia trachomatis: Bakterien, die sich nur intrazellulär vermehren können (wie Viren). Daher Einsendung von Abstrichproben in speziellem Medium oder Sofortausstrich auf speziellem Objektträger. Medium und Objektträger werden vom Labor geliefert.

Übertragungswege

- Geschlechtsverkehr
- Schmierinfektion.

Geschlechtsverkehr, Schmierinfektion vom Genital zum Auge, bei der Geburt von der Cervix uteri (Gebärmutterhals) auf das Kind, wodurch Augenentzündungen mit zum Teil chronischem Verlauf hervorgerufen werden können.

Klinik

- Urethritis
- Ausfluß
- Unterbauchbeschwerden
- Zwischenblutungen
- Chronischer Verlauf.

Häufigste Sterilitätsursache.

Die Chlamydieninfektion verläuft bei Mann und Frau chronisch über Jahre und zeigt nur zeitweise in unregelmäßigen Abständen wiederkehrende Symptome.

Beim Mann: leichtes Brennen bis eitriger Ausfluß beim Wasserlassen.

Bei der Frau: Schmerzen im gesamten Unterbauch, häufig in Verbindung mit unregelmäßigen Zwischenblutungen auch unter der Pille. Durch akute und chronische Infektion der Tuben, die nur zum Teil von der Frau als schmerzhaft empfunden wird, kommt es zum Verschluß der Eileiter mit Eileiterschwangerschaften und **Sterilität.** Etwa 1 % (!) aller Frauen in Deutschland sind durch Chlamydien steril geworden. Chlamydien sind damit die häufigste Sterilitätsursache, von der etwa 1/3 aller In-vitro-Fertilisationspatientinnen (künstliche Befruchtung) betroffen sind.

Chlamydienscreening: Seit 1995 ist die Zervixabstrichuntersuchung auf Chlamydien bei jeder Schwangeren in Deutschland vorgeschrieben.

Therapie

Antibiotika

Doxycyclin, in der Schwangerschaft Erythromycin. Mitbehandlung des Partners, um Reinfektionen vorzubeugen.

4.5.6 Listeriose

Erkrankung und Tod sind meldepflichtig.

Erreger

Listeria monocytogenes

Listerien sind kurze, grampositive Stäbchen und bei Tieren, in Tierprodukten (Faeces, Milch, Käse) und in der Umwelt weit verbreitet. Für den Menschen pathogen ist nur **Listeria monocytogenes.**

Klinik

- Häufig inapparente Infektion
- Meningitis
- Enzephalitis
- Bei Schwangeren: Früh- oder Todgeburt
- Neugeborenen-sepsis.

Bei etwa 20 % aller Menschen können Antikörper gegen Listerien nachgewiesen werden, sie haben also eine Infektion durchgemacht, wobei aber meist keine Symptome auftraten. Gelingt es den Listerien jedoch bei abwehrgeschwächten Menschen in den Blutkreislauf vorzudringen, kann es zur Meningitis und Enzephalitis kommen. Besondere Gefahr besteht, wenn die Infektion von der Mutter auf den Feten oder während der Geburt auf das Neugeborene übergeht. In diesen Fällen kann es zu Früh- oder Totgeburt oder zur Neugeborenensepsis kommen.

Therapie

Antibiotika

Die Therapie mit Ampicillin muß sehr früh einsetzen, da die Listerien weit weniger gut auf Antibiotika ansprechen als andere Bakterien. Oft endet die Listeriose tödlich, dies gilt besonders für die intrauterine Infektion des Feten.

4.6 Infektionen des Respirationstraktes, der Kopf- und Thoraxorgane

Untersuchungsmaterial

- *Abstrich:* Nase (bei Sinusitis, Otitis media), Rachen (bei Tonsillitis), Ohr (bei Otitis externa).
- *Sputum* = hochgehustetes Sekret aus der Luftröhre: Abnahme am besten morgens. Vor Abnahme Wasserspülung des

Mundes, da sonst die pathogenen Keime im Keimgemisch des Speichels untergehen.

- *Tracheal- oder Bronchialsekret:* enthält keine verfälschende Mundflora, ist allerdings nur durch Absaugen zu gewinnen.
- *Pleuraexsudat, Blutkultur, Liquor.*

4.6.1 Konjunktivitis, Rhinitis, Bronchitis

Konjunktivitis

Erreger:
- Staphylococcus aureus
- Pneumokokken
- Haemophilus influenzae
- Chlamydien
- Herpes simplex-Virus.

Die eitrige Konjunktivitis (Augenbindehautentzündung) wird vor allem durch Staphylococcus aureus, Pneumokokken oder Haemophilus influenzae hervorgerufen.

Chlamydien können eine akut eitrige, später chronische Bindehautentzündung hervorrufen, die durch Vernarbungen zur Erblindung führt, dem sogenannten Trachom, das in einigen Entwicklungsländern weit verbreitet ist.

Gefürchtet ist die Herpes-simplex-Virus-Konjunktivitis, die chronisch rezidivierend verlaufen und durch die Zerstörung der Hornhaut zur Erblindung führen kann. Bei Viruserkrankungen (Adenoviren) kommt es oft zu einer Begleitkonjunktivitis, die mit Lichtscheuheit des Patienten einhergeht.

Rhinitis

Viruserkrankung mit häufiger bakterieller Superinfektion.

Komplikationen:
- Eitrige Sinusitis
- Eitrige Otitis Media
- Meningitis.

Rhinitis (Schnupfen) ist eine harmlose Erkrankung durch Viren. Im Zuge eines Schnupfens kann es jedoch zu einer sekundären bakteriellen Besiedlung der Nase, besonders der Nasennebenhöhlen (eitrige Sinusitis), oder des Mittelohres (eitrige Otitis media) kommen. Bei der eitrigen Sinusitis findet man vorwiegend Pneumokokken und Haemophilus influenzae, aber auch Staphylococcus aureus und Branhamella catarrhalis. Bei der Otitis media herrschen Pneumokokken und Haemophilus influenzae vor.

Eine seltene, aber lebensgefährliche Komplikation der Mittelohrentzündung ist das Übergreifen der Bakterien auf die Hirnhäute mit einer eitrigen Meningitis als Folge.

Bronchitis

Haupterreger:
- Pneumokokken
- Haemophilus influenzae.

Eine Bronchitis ist eine Entzündung der Bronchien, d.h. der zwischen Trachea und Alveolen gelegenen Luftwege. Haupterreger der eitrigen Bronchitis sind Pneumokokken und Haemophilus influenzae. Bei Mukoviscidose und anderen Lungenerkrankungen kann zur Infektion mit Staphylococcus aureus und Pseudomonas aeruginosa kommen. Bei intubierten Patienten kommen auch gramnegative Bakterien als Bronchitiserreger in Frage.

Klinik

Fieber und Husten mit eitrigem Auswurf.

4.6.2 Lungenentzündung

Erregerspektrum:
- Pneumokokken
- Haemophilus influenzae
- Mykoplasmen
- Chlamydien
- Viren.

Bei einer Lungenentzündung (Pneumonie) ist nicht nur der Bronchialbaum, sondern die gesamte Lunge einschließlich Alveolen (Lungenbläschen) betroffen. Erregerspektrum wie bei der Bronchitis. Dazu kommen Mykoplasmen, Chlamydien und Viren (Influenza-, Parainfluenza-, RS-Viren, Adenoviren), die alle eine sogenannte atypische Pneumonie, d.h. nicht-eitrige Lungenentzündung, mit Fieber und trockenem Husten hervorrufen.

Mycoplasma pneumoniae als Erreger

Mykoplasmen sind Bakterien ohne äußere Zellwand. Lungenentzündungen in der Altersgruppe 5–35 Jahre werden am häufigsten durch Mycoplasma pneumoniae verursacht. Die Übertragung erfolgt durch Tröpfcheninfektion, die Inkubationszeit beträgt 10–14 Tage.

Klinik

- Atypische Pneumonie
- Verlauf meist mild und gutartig
- Ggf. Folgekrankheiten.

Mycoplasma pneumoniae lagert sich in der Lunge an die Alveolarzellen an, ohne ins Blut vordringen zu können, und führt zu einer atypischen Pneumonie. Die Symptome entwickeln sich schleichend: Abgeschlagenheit, Halsschmerzen, trockener, kaum eitriger Husten. Nach etwa zwei Wochen klingen die Symptome ab, wobei die Mattigkeit über mehrere Wochen andauern kann. Verlauf meist mild und gutartig.
Manchmal Folgekrankheiten wie Arthritis, Hautausschläge, Neuropathien.

Therapie

Antibiotika

Tetrazyklin oder Erythromycin verkürzen die Krankheitsdauer, vermögen aber die Mykoplasmen nicht völlig aus der Lunge zu eliminieren.

Chlamydia pneumoniae, Chlamydia psittaci als Erreger

Verdacht, Erkrankung und Tod sind meldepflichtig.

Übertragungswege

Chlamydia pneumoniae wird über Tröpfcheninfektion von Mensch zu Mensch übertragen. Chlamydia psittaci wird aus aufgewirbeltem Vogelmist, z.B. von Tauben oder Kanarienvögeln, als feiner Staub eingeatmet.

Klinik

- Chlamydia pneumoniae: milder Verlauf
- Chlamydia psittaci: Ornithose.

Chlamydia-pneumoniae-Infektionen verlaufen häufig im oberen Respirationstrakt mit trockenem Husten, starken Halsschmerzen und nur gering erhöhter Körpertemperatur.

Chlamydia psittaci verursacht die seltene Papageienkrankheit, auch **Ornithose** genannt. Sie verläuft oft schwer mit hohem Fieber, Schüttelfrost, Husten und einer Lungenentzündung ähnlich einer Virusgrippe. Auch diese Chlamydien vermehren sich wie Chlamydia trachomatis intrazellulär.

Antibiotika.

Therapie Clarithromycin, Roxythromycin, auch Erythromycin oder Tetrazyklin.

4.6.3 Hirnhautentzündung, Hirnentzündung

- Bakteriell → ernste Prognose
- Viral → gute Prognose.

Erkrankung und Tod sind meldepflichtig.

Eitrige, also durch Bakterien verursachte, Hirnhautentzündungen (Meningitis) und Hirnentzündungen (Enzephalitis) sind lebensgefährlich und hinterlassen oft Defekte. Virale haben meist eine gute Prognose.

Klinik

- *Fieber*. Bei Kindern im Alter von 3–24 Monaten oft das einzige Zeichen
- *Kopfschmerzen* durch erhöhten Liquordruck
- *Nackensteifigkeit:* in Rückenlage führt abruptes Beugen des Kopfes zum Anwinkeln der Beine.

Diagnose

Liquordiagnostik

Liquor

Normalwerte: 10/3 Leukozyten, Glukose 50–100 mg/dl.

- *Akute bakterielle (eitrige) Meningitis:* > 2 000/3 Granulozyten, erniedrigte Glukose-Konzentration
- *Virale (nicht eitrige) Meningitis:* < 1 500/3 Lymphozyten, normale Glukose-Konzentration

Häufigste Meningitiserreger

Bakterielle Erreger:
- β-hämolysierende Streptokokken
- Enterobakterien
- Haemophilus influenzae
- Pneumokokken
- Meningokokken
- Listerien.

Bakterien

- *Neugeborene:* β-hämolysierende Streptokokken der Gruppe B, E. coli, Listeria monocytogenes
- *1/2–3 Jahre:* Haemophilus influenzae, Pneumokokken, Meningokokken
- *3–40 Jahre:* Meningokokken, Pneumokokken
- *> 40 Jahre:* Pneumokokken, Meningokokken, E.coli und andere gramnegative Bakterien, Listeria monocytogenes

Bei Hirnabszessen findet man vor allem Anaerobier, nach neurochirurgischen Eingriffen Staphylococcus aureus.

Virale Erreger:

Viren

- *Enteroviren:* Polio, Coxsackie, ECHO
- Masernvirus, Mumpsvirus
- *Herpesviren:* besonders Herpes simplex und Varizella-Zoster
- *FSME:* Frühsommer-Meningoenzephalitis, durch Zecken übertragenes Virus

Haemophilus influenzae als Erreger

Erreger

Gramnegative, kurze, feine, stäbchenförmige Bakterien.

Vorkommen

Bei gesunden Erwachsenen in 50–80 % im oberen Respirationstrakt unbekapselt, nur in 2–4 % kapselbildende H. influenzae.

Klinik

Häufig betroffen sind:
- Kinder
- Immungeschwächte Patienten.

- **Kinder unter 3 Monaten:** Infektionen sehr selten, da mütterliche Antikörper vorhanden sind.
- **Kinder 4–12 Jahre:** Erkrankungen meist durch kapselbildende H. influenzae hervorgerufen, gegen die keine Antikörper vorhanden sind. H. influenzea verursacht 25 % aller bakteriellen Meningitiden. Davon verlaufen unbehandelt 80 % tödlich, behandelt 20 % tödlich, 30 % mit Defektheilung. Desweiteren können akute Epiglottitis (Kehlkopfentzündung) mit Erstickungsgefahr, Sinusitis, Otitis media und Pneumonie durch H. influenzea hervorgerufen werden.
- **Erwachsene:** bei herabgesetzter Widerstandskraft, z.B. durch Virusinfekt, Karzinom oder Leukämie, kann es zu

Sinusitis, Bronchitis oder Pneumonie kommen, wobei H. influenzae (meist ohne Kapsel) häufig mit Pneumokokken und zum Teil auch Staphylococcus aureus vergesellschaftet ist.

Diagnose

Hämophilus influenzae kann aus Liquor, Blut, Nasen/Rachen-Abstrichen, Sputum und Bronchialsekret angezüchtet werden. Da H. influenzae außerhalb des menschlichen Körpers rasch zugrunde geht, ist der schnelle Materialtransport für den Erfolg der Isolierung im Labor entscheidend.

Antibiotika

Therapie Ampicillin, Cephalosporine

Prophylaxe

Schutzimpfung

Aufgrund der hohen Sterblichkeit bei Meningitis und akuter Epiglottitis, die durch Hameophilus influenzae Typ B ausgelöst werden können, wird zu einer Schutzimpfung (HIB-Vakzine) ab dem 3. Lebensmonat geraten.

Neisseria meningitidis (Meningokokken) als Erreger

Erreger

Gramnegative semmelförmige Diplokokken, gehören zur Gattung Neisseria wie die Gonokokken.

Vorkommen

Bei 5–10 % aller Gesunden findet man Meningokokken im Rachenabstrich, die aber meist nicht zu den virulenten (Gruppe A, B oder C) Meningokokken zählen.

Die Übertragung erfolgt durch Tröpfcheninfektion. Außerhalb des Körpers gehen die Meningokokken schnell zugrunde.

Klinik

Meningokokken der Gruppe A, B oder C (Kapselantigen) sind die Erreger der Meningitis epidemica, einer infektiösen Hirn-(haut)entzündung, die heute nur noch in kleinen Epidemien auftritt, etwa 1 000 Fälle jährlich in Deutschland. Nur die Meningokokken der Gruppe A, B oder C sind in der Lage, von den Mandeln über die Lymphknoten bis ins Blut vorzudringen. Die Meningokokkenbakteriämie kann zur Meningitis oder in schweren Fällen zur heftig, meist tödlich verlaufenden Meningokokkensepsis führen, bei der zusätzlich Lunge, Herz, Haut, Gelenke und Nebennieren betroffen sind.

Symptomatik:
- Genickstarre
- Fieber
- Bewußtseinstrübung
- Hautblutungen.

Die Krankheit beginnt plötzlich nach 2–3 Tagen Inkubationszeit mit Genickstarre, hohem Fieber und Bewußtseinstrübung, dazu oft kleinfleckiges Exanthem durch punktförmige Hautblutungen. Betroffen sind vor allem Kinder im Alter von 1 Monat bis 5 Jahren, die keine Antikörper gegen Meningokokkenkapseln haben.

Bei Epidemien kann jedes Alter betroffen sein. Vor der Entdeckung der Antibiotika führte die Meningokokken-Meningitis in 70 % zum Tode, die Überlebenden hatten meist Hirnnervenausfälle und waren taub oder blind oder hatten psychische Defekte. Heute liegt die Letalität bei 10 %.

Penicillin

Therapie Penicillin.

Prophylaxe

Impfung teilweise möglich.

Bisher ist kein Impfstoff gegen Meningokokken der Gruppe B vorhanden, die in Deutschland am häufigsten zu einer Meningitis führen. Ein Impfstoff gegen die in Afrika häufigen Typen A und C ist erhältlich.

4.6.4 Tuberkulose

Erreger

Mycobacterium tuberculosis

Mykobakterien:
- Säurefest
- ZIEHL-NEELSEN-Färbung: rot
- Resistenz gegen Kälte- und Trockenheit
- Hitzeempfindlich.

Mycobacterium tuberculosis: säurefestes Stäbchen, das in der ZIEHL-NEELSEN Färbung rot erscheint. Mykobakterien sind resistent gegen Austrocknung und Kälte, reagieren hingegen auf Sonneneinstrahlung und Erhitzen auf 85 °C, wie beim Pasteurisieren, empfindlich. Händedesinfektion mit 77 %igem Ethanol für 5 Minuten tötet die Erreger ab.

Epidemiologie
- etwa 30 000 Tuberkulose-Kranke in der Bundesrepublik
- weltweit über 1 Milliarde Menschen infiziert, besonders bei schlechten hygienischen Verhältnissen, mit jährlich etwa 3 Millionen Todesfällen.

Klinik

- Erstinfektion an Lunge → Granulome
- Streuung in Lymphknoten und Blut
- Abtötung durch Makrophagen → Verkalkung

Der Mensch ist das Reservoir für Mycobacterium tuberculosis. Die Übertragung erfolgt durch Tröpfcheninfektion, wobei die Erreger in sehr kleinen Tröpfchen bis in die Alveolen gelangen. Dort werden sie von Makrophagen phagozytiert, vermehren sich in diesen, sowie extrazellulär im Lungengewebe weiter: **primäre Lungentuberkulose.** Über die Lymphwege erreichen die Mykobakterien die Lymphknoten und streuen in geringem Maße ins Blut. Innerhalb von 3–4 Wochen haben die T-Zellen die Erreger erkannt (zelluläre Immunität) und aktivieren die

- Weitere Vermehrung → Kavernenbildung
- Reaktivierung möglich.

Komplikationen:
- Offene Tuberkulose
- Tuberkulöse Meningitis
- Nephritis
- Osteomyelitis.

Makrophagen, wodurch diese besser imstande sind, phagozytierte Mykobakterien zu töten.

Um die Tuberkelbakterien bildet sich ein sogenanntes Granulom, ein Wall von Makrophagen und Lymphozyten. Gelingt es den Makrophagen, die Tuberkelbakterien zu töten, was in 90 % der Fall ist, dann heilen die Granulome ab, wobei sie zum Teil verkalken.

Vermehren sich die Tuberkelbakterien jedoch weiter, so verflüssigt sich das Innere des Granuloms (Kavernenbildung), und die Erreger können bei Abwehrschwäche ausbrechen. Gelangen sie ins Blut, kann es z.B. zur tuberkulösen Meningitis, Nephritis oder Osteomyelitis kommen. Gelangen die Erreger hingegen in die Lunge, so kommt es zur gefürchteten **offenen Tuberkulose,** bei der der Patient die Tuberkelbakterien aerogen verbreitet.

Diagnose

Tuberkulintest

- Reaktion nach 2–3 Tagen → Papel
- Keine Aussage über aktuelle Erkrankung
- Falsch-negative Ergebnisse bei Immunschwäche.

Ein Extrakt aus Tuberkelbakterien wird unter die Haut geritzt (Nadelstempeltest = Tine Test) oder nur auf die Haut appliziert (Pflaster-Test bei Kindern). Nach einer Infektion oder Impfung erkennen die T-Lymphozyten die Tuberkelbakterien wieder, so daß sich nach 2–3 Tagen an der Applikationsstelle eine entzündliche Papel bildet. Diese positive Tuberkulinreaktion bedeutet lediglich, daß die Person geimpft wurde oder Kontakt mit Tuberkelbakterien hatte. Der Test kann keine Aussage über eine bestehende Tuberkuloseerkrankung machen. Ist der Tuberkulintest negativ, so liegt keine Infektion mit Mykobakterien vor. Ausnahme: Schwere Infektionen (z.B. Masern) oder Abwehrschwäche (z.B. bei Tumoren) können das Immunsystem so unterdrücken, daß der Tuberkulintest falsch-negativ ausfällt.

Erregernachweis

- Sputum
- Magensaft
- Nachweisdauer 3–4 Wochen.

Morgen-Sputum, das ggf. mit Aerosol aus 5 %iger NaCl-Lösung provoziert wird, oder Magensaft. Wenn möglich, 48 Stunden vor Abnahme keine tuberkulostatische Behandlung. Bei Befall von anderen Organen als der Lunge: Morgenurin, Liquor, Blut, Punktat. Die Probe muß sofort ins Labor gesendet oder zwischenzeitlich im Kühlschrank gelagert werden.

Das Bakterium hat eine lange Generationszeit von 12–18 Stunden und wächst daher erst innerhalb von 3–8 Wochen auf Spezialnährböden, z.B. LÖWENSTEIN-JENSEN.

Therapie

Tuberkulostatika:
- 2–3 Monate Dreierkombination
- 4 weitere Monate Zweierkombination.

An **Tuberkulostatika** stehen zur Verfügung: Isoniazid (INH), Rifampicin (RMP), Pyrazinamid (PZA), Ethambutol (EMP) und Streptomycin (SM). Um die Nebenwirkungen und Resistenzentwicklung zu verringern, werden die Tuberkulostatika kombiniert.

I.d.R. wird eine Dreierkombination z.B. mit INH, RMP und PZA für 2–3 Monate eingesetzt, die dann als Zweierkombination z.B. mit INH und RMP für mindestens 4 weitere Monate fortgesetzt wird.

Prophylaxe

Impfung möglich

Die Schutzimpfung erfolgt mit lebenden, attenuierten (in der Virulenz stark abgeschwächten) Mykobakterien. Der Impfschutz bleibt 3–10 Jahre bestehen, der Tuberkulintest ist so lange positiv. Die Impfung ist nur dort zu empfehlen, wo mehr als 1 % der Bevölkerung mit Tuberkelbakterien infiziert ist.

4.6.5 Keuchhusten

Erreger

Bordetella pertussis

Bordetella pertussis: gramnegatives Stäbchen, Toxinbildner. Die Rolle dieser Toxine beim Keuchhusten ist nicht sicher nachgewiesen.

Klinik

Die Erkrankung, die weitgehende Immunität hinterläßt, tritt in Epidemien in mehrjährigen Abständen auf. Sie ist nur durch Tröpfcheninfektion übertragbar. Es gibt keine gesunden Keimträger, d.h. wer infiziert ist, erkrankt auch. Inkubationszeit 2–3 Wochen. Betroffen sind vor allem Kinder bis zum 4. Lebensjahr.

Verlauf in 3 Stadien:
- Stadium catarrhale
- Stadium convulsivum
- Stadium decrementi.

- **Stadium catarrhale** (1.–2. Woche): In diesem Anfangsstadium besteht hohe Infektiosität, aber die Diagnose ist klinisch nicht zu stellen, da der Husten völlig uncharakteristisch ist. Die Epidemie breitet sich aus, bevor sie erkannt wird. In diesem Stadium kann man die Erreger im Rachen nachweisen, z.B. mit einer Hustenplatte, die allerdings nur in weniger als 50 % erfolgreich ist, und durch Gabe von Antibiotika, z.B. Erythromycin, die Krankheit wirksam bekämpfen.
- **Stadium convulsivum** (3.–7. Woche): Krampfartige Hustenanfälle mit Erstickungsgefahr besonders für Säuglinge, inspiratorisches Juchzen, zyanotische Gesichtsfarbe, Erbrechen und völlige Erschöpfung nach dem Anfall sind ty-

pisch. Zwischen den Anfällen erscheint das Kind gesund. Bei Säuglingen kann eine Superinfektion mit Haemophilus influenzae oder Pneumokokken eine tödliche Lungenentzündung hervorrufen. Daher ist ein Antibiotikaschutz wichtig.

- **Stadium decrementi** (8.–12. Woche): Langsam klingen die Hustenanfälle ab. Manchmal bleiben Hustentics über Monate bestehen.

Prophylaxe

Impfung möglich.

Die Impfung mit abgetöteten Erregern war wegen ihrer möglichen Nebenwirkungen umstritten. Inzwischen ist das Risiko von Nebenwirkungen sehr gering und die Impfung verleiht einen recht sicheren Schutz, der besonders im ersten Lebenshalbjahr lebensrettend sein kann. Es ist eine dreimalige Impfung im Abstand von 4–6 Wochen plus Auffrischimpfung nach 3 Jahren nötig.

4.6.6 Diphtherie

Verdacht, Erkrankung und Tod sind meldepflichtig.

Erreger

Corynebacterium diphtheriae

Corynebacterium diphtheriae: grampositives, Diphtherie-Toxin bildendes, keulenförmiges Stäbchen.

Übertragungsweg

In Epidemien etwa alle 20–30 Jahre auftretende, lebensgefährliche und meldepflichtige Erkrankung, die meist im Rachen lokalisiert ist und durch Tröpfcheninfektion übertragen wird. Die Ansteckungsrate beträgt etwa 20 %. Der entscheidende Pathogenitätsfaktor ist das Diphtherie-Toxin, das auch für die nachfolgende lebenslange Immunität verantwortlich ist.

Klinik

- Rachenentzündung → Pseudomembranen
- Fieber
- Starkes Krankheitsgefühl
- Lymphknotenschwellung
- Süßlicher Fötor.

Nach einer Inkubationszeit von 2–5 Tagen beginnt die Diphtherie mit Rachenentzündung, starkem Krankheitsgefühl und Schwellungen der Halslymphknoten. Rasch entwickelt sich durch die lokale Einwirkung des zelltötenden Diphtherie-Toxins ein weiß-bräunlicher Belag (Pseudomembranen aus abgestorbenen Epithelzellen) auf der Rachenschleimhaut, der *fest* auf der Unterlage haftet. Typischerweise riechen die Patienten süßlich aus dem Mund. Bei gutartigem Verlauf lösen sich die Pseudomembranen nach 4–5 Tagen ab, das Fieber geht zurück und der Patient wird gesund.

- Toxischer Schock
- Croup
- Organschäden.

Komplikationen

- Ausbreitung des Diphtherie-Toxins über die Blutbahn: toxischer Schock durch Herz-, Nieren- und Nervenschädigung.
- Ansiedlung der Diphtheriebakterien im Kehlkopfbereich (Croup): Die Pseudomembranen verengen die Luftröhre soweit, daß es zum Erstickungstod besonders bei Säuglingen und Kleinkindern kommt.
- Spätschäden durch Toxinschädigung einzelner Organe: Myokarditis, Nephropathie, Lähmungen.

Diagnose

Zur Diagnose wird vor Antibiotikumgabe ein Rachenabstrich vom Rand der Pseudomembranen abgenommen und direkt ins Labor mit der Aufschrift »Diphtherie-Verdacht« geschickt.

- Antitoxingabe
- Antibiotika.

Therapie

Bei der Diphtherie hat das Toxin die entscheidende Bedeutung. Deshalb muß die Toxinwirkung neutralisiert (aufgehoben) werden, was man durch Gabe von Antiserum vom Pferd, ähnlich wie bei Schlangenbissen, erreicht. Weiterhin sollte mit Penicillin die weitere Vermehrung der Diphtheriebakterien im Rachen unterbunden werden. Penicillin allein verhindert aber nicht die lebensgefährlichen Auswirkungen des Toxins in der Blutbahn.

Impfung möglich.

Prophylaxe

Die Schutzimpfung mit Diphtherie-Toxoid (inaktiviertes Toxin) vermittelt vollständigen Schutz gegen die Auswirkungen des Toxins.

Die Erstimpfung erfolgt im 3. Lebensmonat, Auffrischungsimpfungen im 5. Monat und 2. Lebensjahr, danach alle 5–10 Jahre.

4.7 Magen-Darminfektionen

Merke

Häufigste Erreger:

- Bakterien
- Viren
- Protozoen.

10–40 % aller diagnostizierten Durchfallerkrankungen sind durch **Viren** bedingt, wobei dem Rotavirus besonders bei Säuglingen die überragende Bedeutung zukommt: wässriger Durchfall. Adenoviren können ebenfalls – teilweise in Verbindung mit Rhinitis – Diarrhoen auslösen (☞ 5.2.2). Auch enteropathogene Protozoen können für Durchfallerkrankungen verantwortlich sein (☞ 6.2.1, 6.2.2)

Normalflora

- Enterobakterien
- Bacteriodes
- Clostridien
- Enterokokken
- Lactobakterien
- Hefen.

Die Mund-Rachenflora, z.B. vergrünende Streptokokken und apathogene Neisserien, ist auch in der Speiseröhre anzutreffen. Die Salzsäure des Magens tötet jedoch fast alle Bakterien ab, nur wenige können, z.B. durch Speisereste gegen die Salzsäure geschützt, den Magen passieren.

Im Darm steigt die Bakterienkonzentration vom Duodenum (keimarm, vorwiegend Lactobazillen und Enterokokken) über Jejunum und Ileum an, bis sie im Kolon 10 Milliarden Bakterien pro Gramm Stuhl erreicht, die etwa 10 % der Stuhlmasse ausmachen.

In den unteren Darmabschnitten finden sich zu 95 % Anaerobier: Bacteroides, Clostridien (auch Clostridium perfringens) u.a. Die restlichen 5 % der Normalflora sind aerobe Keime, in erster Linie E. coli und andere Enterobakterien wie Klebsiellen und Enterobacter, aber auch Pseudomonas aeruginosa, Enterokokken, Lactobakterien und Hefen (Candida albicans).

Die Normalflora mit ihren über 100 verschiedenen Keimen stimuliert ständig das Immunsystem. Der Darm ist das lymphknotenreichste Organ.

Pathophysiologie

Pathogene Bedeutung im Darm haben die Bakterien der Normalflora nur in Sonderfällen: Bei Verletzungen (z.B. Bauchoperation) oder Entzündungen (z.B. in Gallenwegen oder Blinddarm) kommt es zum Übertritt der Darmflora ins Blut oder in den Peritonealraum.

Nicht-invasive Bakterien:
- Wässrige, blutige Durchfälle
- Evtl. Fieber.

Unter den pathogenen Keimen spielen sog. **nicht-invasive Bakterien** eine große Rolle: Nicht-invasive Bakterien dringen nicht in die Darmschleimhaut ein, sondern führen durch die Schädigung der Darmepithelien oder z.B. durch Enterotoxine zu typischen Symptomen wie wässrige, blutige Durchfälle, evtl. verbunden mit Fieber.

Beispiele:
- ETEC
- EPEC
- EHEC
- Staph. aureus
- Bacillus cereus.

Beispiele für nicht-invasive Bakterien:

- Enterotoxinbildende, enteropathogene und enterohämorrhagische Escherichia coli (☞ 4.7.3)
- *Staphylococcus aureus:* Häufigster Erreger von Lebensmittelvergiftungen, die allerdings nur von Enterotoxin bildenden Staph. aureus Stämmen ausgelöst werden (☞ 4.2.1)
- *Bacillus cereus:* aerober Sporenbildner, der über Lebensmittel in den Darm gelangen und dort durch Enterotoxinbildung eintägigen Durchfall auslösen kann. Anzüchtung aus dem Stuhl.

Gefahr bei langer Antibiotikagabe.

Fehlbesiedlung des Darms

- Unter antibiotischer Therapie kommt es durch Abtötung der Normalflora zu einer Zunahme von **Candida albicans.** Perianale Stuhlreste führen in diesem Fall bei Frauen häufig zu einem Pilzbefall der Vulva und Scheide.
- In seltenen Fällen kann es bei antibiotischer Behandlung zur Überwucherung des Dickdarms mit **Clostridium difficile** kommen, wodurch eine pseudomembranöse Kolitis mit Durchfall, Fieber und Darmblutungen hervorgerufen wird.
- Bei Säuglingen führen Stuhlreste auf der Haut zur **Windeldermatitis** mit starker Hautrötung im Windelbereich, die durch Antibiotika verstärkt wird.

4.7.1 Gastritis

Helicobacter pylori

Erreger

Helicobacter pylori: Während die meisten Bakterien durch die Salzsäure des Magens abgetötet werden, hat dieses Bakterium sich den Magen als ökologische Nische ausgesucht. Durch seine Schleimschicht und seine starke Urease-Aktivität (Enzym) spaltet dieser Keim Harnstoff in CO_2 und Ammoniak, wodurch der saure pH-Wert des Magens neutralisiert wird.

- Gastritis
- Magengeschwür
- Zwölffingerdarmgeschwür.

Klinik

Helicobacter pylori unterhält oder löst Magenschleimhautreizungen (Gastritis) aus, die in Magen- und Dünndarmgeschwüre (Ulcera) übergehen können.

- Antibiotika
- Wismutpräparate.

Therapie

Antibiotika wie Ampicillin, Makrolide und Wismutpräparate.

4.7.2 Cholera

Quarantänevorschrift

Verdacht, Erkrankung, Tod und Ausscheidung sind meldepflichtig.

Vibrio cholerae.

Erreger

Vibrio cholerae: gramnegatives Stäbchen, dessen natürlicher Lebensraum Oberflächengewässer (Süß- und Salzwasser) sind.

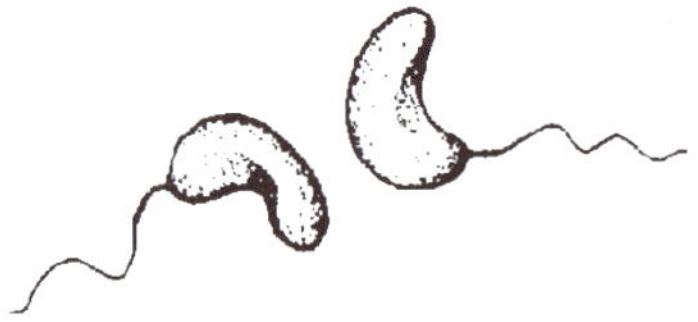

Abb. 4.15 Vibrionen

Erscheinungsformen bakterieller Durchfallerkrankungen

Pathophysiologie	Symptome	Erreger
▪ Bildung von Enterotoxinen ▪ keine Invasion der Darmschleimhaut ▪ keine Zerstörung des Darmepithels	▪ schwere wässrige Durchfälle ▪ keine fäkalen Leukozyten	▪ ETEC* ▪ Staphylococcus aureus ▪ Bacillus cereus ▪ Cholera
▪ Bildung von Zytotoxinen ▪ Zerstörung des Darmepithels ▪ keine Invasion der Darmschleimhaut	wässrige, oft blutige Durchfälle mit oder ohne Fieber	▪ EPEC* ▪ EHEC* ▪ Clostridium difficile
▪ Vermehrung in den Darmepithelzellen, dadurch Zerstörung des Epithels ▪ kein Vordringen in die Darmschleimhaut	▪ häufige, wässrige bis blutig-schleimige Durchfälle ▪ Leukozyten im Stuhl ▪ kolikartige Bauchschmerzen ▪ Fieber ▪ schweres Krankheitsgefühl	▪ Shigellen ▪ EIEC*
▪ Durchdringen des Darmepithels, ▪ Vermehrung in der Darmschleimhaut ▪ u.U. Vordringen in die Lymphknoten oder in die Blutbahn	▪ wässrig-schleimige Durchfälle ▪ Fieber, Kopfschmerz ▪ z.T. blutige Stühle mit Leukozyten ▪ Darmkoliken ▪ bei Befall der Lymphknoten: Abszeßbildung	▪ Gastroenteritis-Salmonellen ▪ Yersinia enterocolitica ▪ Campylobacter jejuni

* Abkürzungen ☞ 4.7.3

Übertragungswege

Nahrungsmittel, z.B. Muscheln; orale Aufnahme von Wasser, das mit menschlichen Fäkalien verunreinigt ist.

Klinik

- Brechdurchfall
- Salz- und Wasserverlust
- Exsikkose
- Volumenmangelschock
- Unbehandelt hohe Letalität.

Vermehrung von V. cholerae im Dünndarm, ohne in die Darmwand einzudringen.

Vibrio cholerae bildet ein **Exotoxin,** das die Darmschleimhautzellen zur Abgabe von Chloridionen zwingt und gleichzeitig die Aufnahme von Kochsalz (NaCl) aus dem Darmlumen hemmt. Dadurch kommt es zum lebensgefährlichen Salz- und Wasserverlust, der 1–5 Tage nach der Infektion mit heftigsten Brechdurchfällen beginnt. Der Wasserverlust kann bis zu 20 (!) Liter pro Tag betragen! Folge ist eine starke Exsikkose (Austrocknung) mit Schock. Die Letalität liegt unbehandelt bei etwa 50 %.

Epidemiologie

Im 19. Jahrhundert gab es mehrfach Pandemien in Europa, die vom Endemiegebiet Indien ausgingen. Heute endemisch in Südamerika. Ohne ausreichende Hygiene sind auch heute Pandemien möglich.

- Quarantäne
- Wasser- und Elektolytersatz
- Antibiotika.

Therapie

- Quarantäne wie bei Gelbfieber, Pest und Pocken, bis der Erkrankte keine Vibrionen mehr im Stuhl ausscheidet.
- Infusion von Glukose und Kochsalzlösung zum Elektrolyt- und Wasserausgleich.
- Tetrazyklin zur Verkürzung der Ausscheidungsdauer.

4.7.3 Infektionen durch Escherichia coli

Erreger

Gramnegative, kurze, fakultativ anaerobe Stäbchen, die neben dem Darm in einer Reihe von Organen Entzündungen hervorrufen können, z.B. Harnwege und Gallenwege.

Bei Durchfällen ist in schweren Fällen, neben dem Ausgleich der Wasser- und Elektrolytstörungen, eine Antibiotikatherapie nötig.

Enterotoxinbildende Escherichia coli (ETEC)

Häufigster Erreger von Diarrhöen im Kleinkindalter und bei Erwachsenen bei Reisen in südliche Länder (»Montezumas Rache«). Die Bakterien dringen nicht in die Darmschleimhaut ein, sondern lösen durch Enterotoxine schwere, wässrige Durchfälle aus.

Enteropathogene E. coli (EPEC)

Häufigster Erreger von schweren Durchfällen bei Säuglingen in den Entwicklungsländern (»Säuglingsdyspepsie«), unbehandelt mit einer Sterblichkeit von 50 %. EPEC schädigen die Darmepithelien, ohne jedoch in die Darmschleimhaut vorzudringen.

Enterohämorrhagische E. coli (EHEC)

Über ungenügend gekochtes Fleisch (Hackfleisch) und Milch übertragener Erreger, der zu schweren, blutigen, kolikartigen, schmerzhaften Durchfällen führen kann, die durch Exotoxine ausgelöst werden. Außerdem kann es, insbesondere bei Kindern, auch zu Nierenversagen und zum Zerfall der roten Blutkörperchen und Blutplättchen (HUS-Syndrom = hämolytisch urämisches Syndrom) kommen. Zu den Exotoxin-bildenden Bakterien gehört auch Clostridium difficile (☞ 4.7.2).

Enteroinvasive E. coli (EIEC)

EIEC gehören zu den epithel-invasiven Bakterien, die sich in den Darmepithelzellen vermehren und diese zerstören, aber nicht bis in die Mukosa vordringen. Der klinische Verlauf einer

Infektion ist ähnlich wie bei den Shigellen (☞ 4.7.6), jedoch meist milder.

Gramnegative, kurze, fakultativ anaerobe Stäbchen, die neben dem Darm in einer Reihe von Organen Entzündungen verursachen können, z.B. Harnwege und Gallenwege.

4.7.4 Bakterielle Ruhr

Verdacht, Erkrankung, Tod und Ausscheidung sind meldepflichtig.

Erreger

Shigellen

Shigellen: gramnegative, aerobe, den Darm besiedelnde Stäbchen. Die Gattung wird in vier verschiedene Gruppen eingeteilt, die alle eine Bakterienruhr hervorrufen, aber mit unterschiedlich starkem Krankheitsverlauf. Es handelt sich um epithel-invasive Bakterien.

Übertragungswege

Reservoir ist der Mensch. Übertragung durch Schmierinfektion über Gegenstände, Wasser und Lebensmittel.

Wichtigste Überträger sind mit Fäkalien kontaminierte Fliegen. Daher Ansteckungsgefahr bei schlechten sanitären Verhältnissen: heute vor allem Reisen in Entwicklungsländer, früher Kriegszeiten, Lager etc. Rasche Abtötung der Shigellen durch die üblichen Desinfektionsmittel.

Klinik

- Dickdarmentzündung
- Blutig-schleimige Durchfälle
- Darmkoliken
- Fieber
- Schweres Krankheitsgefühl.

Nach einigen Tagen Inkubationszeit kommt es als Folge einer Dickdarmentzündung zu häufigen, wässrig bis blutig-schleimigen Durchfällen (Dysenterie) mit kolikartigen Bauchschmerzen, Fieber und schwerem Krankheitsgefühl über 1–2 Wochen. Eine Dickdarmperforation oder postinfektiöse Arthritis ist möglich.

Therapie

Ggf. Antibiotika.

Behandlung bei schwerem Krankheitsverlauf mit Antibiotika.

4.7.5 Salmonellen-, Yersinia- und Campylobacter-Infektionen

Verdacht, Erkrankung, Tod und Ausscheidung sind meldepflichtig.

Gemeinsame Symptome:
- Wässrig-schleimige Durchfälle
- Wasser- und Elektrolytverlust
- Fieber
- Blutige Stühle
- Darmkoliken.

Es handelt sich um epitheldurchdringende Bakterien, die die Darmepithelzellen durchwandern und sich in der Mucosa (Gewebe unter der Epithelzellschicht) vermehren. Von hier aus können sie die Lymphknoten befallen und z.B. einen Abszeß bilden, desweiteren besteht die Gefahr, daß sie bei Abwehrschwäche bis in die Blutbahn vordringen.

Gemeinsame Symptome sind wässrig-schleimige Durchfälle, Fieber, Kopfschmerz; z.T. blutige Stühle mit Leukozyten und Darmkoliken.

Salmonellen

- S. typhimurium
- S. enteritidis
- S. infantis.

Die Durchfall hervorrufenden Salmonellen sind Gastroenteritis-Salmonellen. Diese gliedert man in über 1 000 verschiedene Arten, z.B. Salmonella typhimurium, S. enteritidis, S. infantis.

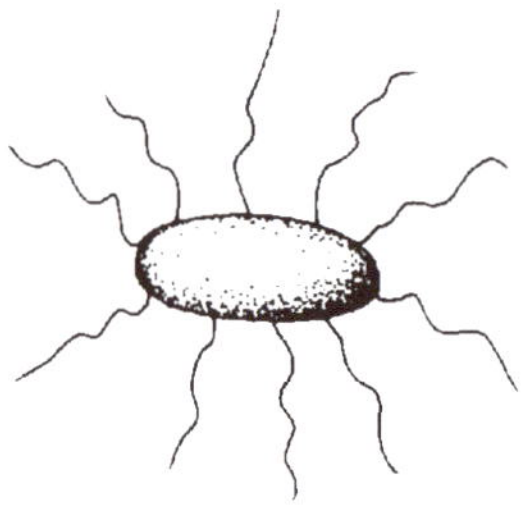

Abb. 4.16 Salmonelle schematisch

Übertragungswege

- Dauerausscheider
- Nahrungsmittel.

Im Unterschied zu Typhus-Salmonellen sind Gastroenteritis-Salmonellen auch bei Tieren weit verbreitet. Daher ist eine Infektion mit diesen Salmonellen keine Seltenheit. Erregerquelle sind Dauerausscheider oder Nahrungsmittel wie Fleisch, Milch, Eier, Speiseeis, Fisch und Austern, in denen sich die Salmonellen bei Zimmertemperatur vermehren können. Dadurch können die für eine Infektion notwendigen hohen Keimzahlen erreicht werden.

Klinik

- Sehr kurze Inkubationszeit
- Erbrechen
- Durchfall.

Die Inkubationszeit beträgt nur einen Tag. Es folgen Erbrechen und Durchfall über 1–3 Tage. Die Erreger lassen sich im Stuhl nachweisen. Zur Bakteriämie kommt es nur in Ausnahmefällen, z.B. bei Säuglingen und Abwehrgeschwächten.

Therapie

- Ggf. Antibiotika
- Kontrolle der Dauerausscheider.

Bei unkompliziertem Verlauf keine Antibiotikumgabe. Die Ausscheidungsdauer beträgt einige Tage bis Wochen. Drei negative Stühle dienen als Kontrolle.
Die Infektion hinterläßt keine Immunität.

Yersinia enterocolitica

Folgeerkrankungen:
- Gelenkbeschwerden
- Autoimmunkrankheiten.

Yersinia-Bakterien gehören wie die Salmonellen zu den epitheldurchdringenden Erregern. Das Krankheitsbild erinnert aufgrund der Darmkoliken an eine Appendizitis (Blinddarmentzündung), wobei Übelkeit und Diarrhoe zusätzlich auftreten können. Einige Wochen nach der akuten Erkrankung können Gelenkbeschwerden und andere Autoimmunkrankheiten auftreten.

Der Erregernachweis erfolgt aus dem Stuhl. Antibiotische Behandlung ist nur bei septischen Verläufen angezeigt!

Campylobacter jejuni

- Häufig bei Kindern
- Fieberhaftes Prodromalstadium.

Auch Campylobacter durchdringt die Epithelzellen und vermehrt sich in der Darmmukosa. Erregerreservoir sind Tiere (Haustiere) und Menschen. Die Infektion erfolgt über Kotreste oder nicht pasteurisierte Milch. Besonders Kleinkinder und Jugendliche werden infiziert.

Die Erkrankung verläuft mit hohem Fieber, Darmkrämpfen und allgemeinem Krankheitsgefühl. Die Durchfälle beginnen nach eintägigem, fieberhaftem Prodromalstadium (Anfangsstadium) plötzlich und enthalten oft Blut und Leukozyten. Das Bild kann ein akutes Abdomen vortäuschen. Die Erkrankung dauert etwa drei Tage. Die Ausscheidungsdauer beträgt 2–7 Wochen.

4.7.6 Botulismus

Clostridium botulinum:
- Muskellähmungen
- Sofortige Antitoxingabe lebenswichtig.

Verdacht, Erkrankung und Tod sind meldepflichtig.

In verdorbenen Konserven kann es zur Vermehrung von **Clostridium botulinum** kommen, das das lebensgefährliche Botulinumtoxin bildet. Durch 15minütiges Kochen wird das Toxin zerstört. Das Toxin wird im gesamten Verdauungstrakt resorbiert und führt zu Muskellähmungen. Wird nicht sofort mit Antitoxin behandelt, kommt es zum Tod durch Atemlähmung.

Clostridium perfringens:
- Durchfall
- Erbrechen
- Gasbrand.

Das zur selben Gattung Clostridium gehörende, Enterotoxinbildende Bakterium **Clostridium perfringens** kann in hoher Keimzahl in Nahrungsmitteln vorkommen und nach etwa 10stündiger Inkubationszeit Durchfall und Erbrechen von zwei Tagen Dauer auslösen. Gelangt es in Wunden, kann es Gasbrand (☞ 4.4.3) auslösen.

4.8 Systemische Infektionen

4.8.1 Typhus und Paratyphus

Verdacht, Erkrankung, Tod und Ausscheidung sind meldepflichtig.

Erreger

- Salmonella typhi
- Salmonella paratyphi.

Salmonella typhi und **Salmonella paratyphi:** gramnegative, aerobe, fakultativ anaerobe, kurze Stäbchen.

Klinik

- Organbefall
- Lymphknotenschwellung
- Fieber
- Bewußtseinstrübung
- Darmblutungen
- Darmperforation.

Salmonella typhi und Salmonella paratyphi dringen im Unterschied zu den Enteritis-Salmonellen erst über die Lymphbahnen ins Blut vor, befallen verschiedene Organe, wie Leber, Galle, Milz, Haut (Roseolen auf der Bauchhaut), Knochenmark, Niere, Hirn, Lunge, und vermehren sich geschwürig in den Darmlymphknoten, wo sie zu Perforationen und Blutungen führen können.

Die Inkubationszeit ist bei Typhus relativ lang: 2–3 Wochen. Fieber um 40 °C, Kopfschmerz und Bewußtseinstrübung gehören zum typischen Krankheitsbild. Die Ausscheidungsdauer beträgt etwa 10 Wochen. 5 % aller Erkrankten scheiden die Typhussalmonellen meist über die Gallenblase lebenslänglich aus, was zu Wasser- und Lebensmittelverseuchung führen kann. Die Krankheit hinterläßt Immunität.

Diagnose

Erregernachweis:
- Zuerst im Blut
- Später im Stuhl.

Die Typhussalmonellen sind zu Beginn der Krankheit nur im Blut nachweisbar. Erst ab der 2. Krankheitswoche kann mit Ausscheidung im Stuhl gerechnet werden: Stuhl einschicken zur Anzüchtung, Serum einschicken zum Nachweis von Antikörpern gegen Typhussalmonellen.

Therapie

Antibiotika

Immer Antibiotika, z.B. Ampicillin. Ohne antibiotische Behandlung liegt die Letalität bei 15 %.

Typhusepidemien sind heute sehr selten geworden, waren aber nach dem Krieg ein großes Problem.

4.8.2 Pest

Quarantänekrankheit

Verdacht, Erkrankung, Tod und Ausscheidung sind meldepflichtig.

Im Mittelalter trat die Pest in Epidemien auf, die zu teilweise drastischen Bevölkerungsrückgängen führten. Durch infizierte Ratten gelangte die Krankheit auf dem Seeweg zu anderen Kontinenten. Die letzte Pandemie breitete sich 1894 von Hongkong ausgehend über Japan, Asien, Afrika nach Südamerika aus: 10 Millionen Menschen starben. Heute werden nur noch wenige Fälle berichtet. Die Pest ist eine Quarantänekrankheit.

Erreger

Yersinia pestis

Der Erreger der Pest (des »Schwarzen Todes«) **Yersinia pestis = Pasteurella pestis** ist ein kurzes, gramnegatives Stäbchen.

Übertragungswege

Übertragung durch:
- Ratten
- Flöhe.

Primärer Wirt von Yersinia pestis sind Nagetiere, z.B. Ratten; sekundärer Wirt und indirekter Überträger von Ratten auf den Menschen ist der Rattenfloh, ein blutsaugender Parasit. Die Übertragung von Mensch zu Mensch erfolgt durch Tröpfcheninfektion und durch direkten Kontakt.

Der Manifestationsindex bei Yersinia pestis beträgt 100 %. Schon eine geringe Keimzahl genügt zur Auslösung einer Infektion.

Klinik

- Lymphknotenschwellung → Bubonen, Beulen
- Hohes Fieber
- Starkes Krankheitsgefühl
- Ggf. Lungenpest.

Gelangen Pestbakterien über Schleimhäute oder durch Flohbiß in den Wirt, so kommen sie in die Lymphbahnen und von hier aus in die regionären Lymphknoten. Zwei bis acht Tage nach Infektion kommt es zu einer rasch progredienten Entzündung mit stark vergrößerten Lymphknoten, sog. Bubonen oder Beulen: **Beulen- oder Bubonenpest** (90 % der Fälle). Die entzündeten Lymphknoten finden sich vorrangig in der Leistengegend oder in der Achselhöhle. Sie können nekrotisieren und einschmelzen. Hohes Fieber und schweres Krankheitsgefühl sind weitere klinische Symptome.

Im Verlauf der Infektion kann sich eine Septikämie mit Pneumonie entwickeln, bei der Pestbakterien enthaltende Tröpfchen ausgehustet werden: **sekundäre Lungenpest.** Die Tröpfchen sind hochinfektiös und führen nach Inhalation zur primären menschlichen Lungenpest, die ohne Chemotherapie fast immer letal endet.

Diagnose

Kultureller Erregernachweis aus Bubonenpunktat, Sputum oder Blut.

Merke

Keine Inzision der Bubonen!

Therapie

Antibiotika.

Eine Infektion durch Y. pestis muß antibiotisch behandelt werden. Die meisten Yersinien sind empfindlich z.B. gegenüber Tetrazyklinen, Chloramphenicol, Cotrimoxazol, Gentamicin und Cephalosporinen.

4.8.3 Borreliose

Erreger

Borrelia burgdorferi

Der Erreger der Borreliose (Lyme-Krankheit), **Borrelia burgdorferi,** gehört wie der Syphiliserreger zu den Spirochäten (spiralförmige Bakterien) und wird durch Zeckenstich übertragen.

Klinik

- Erythema chronicum migrans
- Fieber
- Kopf-und Gliederschmerzen.

Spätfolgen:
- ZNS-Symptome
- Herzbeschwerden
- Gelenkschmerzen.

Einige Tage bis Wochen nach einem infektiösen Zeckenstich tritt eine sich ringförmig ausbreitende, im Zentrum abblassende Hautrötung auf, das **Erythema chronicum migrans.** Das Erythem ist überwärmt und macht sich durch Jucken oder Brennen bemerkbar. Es kann nach Tagen oder Monaten spontan abheilen. Häufig kommt es zu wiederholtem (rezidivierendem) Auftreten des Erythems. Mit dem Erythem geht ein grippeähnliches Krankheitsgefühl einher: Fieber, Kopf- und Gliederschmerzen.

Ähnlich wie bei der Syphilis kann es nach Abheilen dieser Frühsymptome, die auch unbemerkt verlaufen können, zu Spätsymptomen kommen durch Befall des ZNS (Meningitis, Enzephalitis, evtl. mit Paresen), der Gelenke (z.B. rezidivierende Kniegelenksentzündung) oder des Herzens (Rhythmusstörungen, Herzinsuffizienz).

Therapie

Antibiotika

Mit Tetrazyklin oder Penicillin sollte so früh wie möglich über 10 Tage behandelt werden, um spätere Krankheitssymptome zu verhindern, die möglicherweise durch eine Persistenz der Borrelien im Körper ausgelöst werden.

5 Viren

5.1 Einführung

5.1.1 Aufbau

Größe

0,02–0,4 µm (Mikrometer = 1 Millionstel Meter), also etwa 10–100 mal kleiner als Bakterien. Viren sind im Lichtmikroskop nicht mehr zu erkennen. Im Elektronenmikroskop lassen sie sich jedoch darstellen.

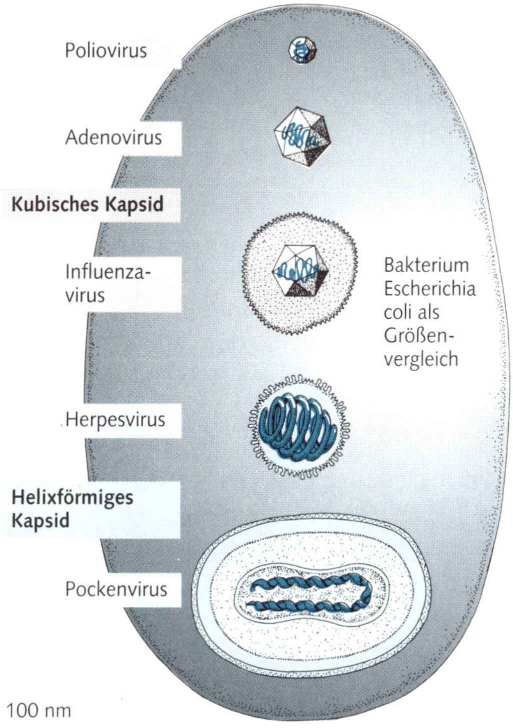

Abb. 5.1
Form und Größe verschiedener Viren [L 190]

- Capsid
- Große Umweltresistenz
- Inaktivierung durch Abkochen.

Viren ohne Lipidmembranhülle

Minimaler Bestandteil aller Viren ist ihre Erbinformation RNA oder DNA, die in einer Proteinkapsel (Capsid) verpackt ist. Mit dieser Minimalausstattung begnügen sich:

- **Rhinoviren** mit mehr als 100 Serotypen: Schnupfen
- **Adenoviren** mit etwa 40 verschiedenen Serotypen: Schnupfen, Pneumonie, Konjunktivitis, Gastroenteritis
- **Enteroviren:** Eintrittspforte ist der Darm, Virus wird im Stuhl ausgeschieden
  - *Polioviren:* meist grippeähnliche Erkrankung, selten irreversible Lähmungen
  - *Coxsackieviren:* meist nur fieberhafte uncharakteristische Erkrankung; in Einzelfällen Herpangina, Hand-Fuß-Mund-Krankheit, Muskelentzündung, insbesondere der Interkostal- und Herzmuskulatur, Meningitis. Saison: Spätsommer
  - *ECHO-Viren:* grippeähnliche Erkrankungen, Gastroenteritis, Myokarditis, Meningitis
  - *Hepatitis-A- und E-Virus:* durch Stuhl übertragene Hepatitiserkrankungen
- **Parvovirus B19:** Ringelröteln, eine beim Erwachsenen meist harmlose Infektion. Infektion des Feten mit lebensbedrohlicher fetaler Anämie und gelegentlich Fruchttod als Folge
- **Rotavirus:** Gastroenteritis besonders bei Neugeborenen und Kleinkindern
- **Warzenvirus:** Warzen an Händen, Füßen, Geschlechtsteilen.

Merke

Alle diese Viren sind sehr umweltresistent. Sie können nur durch drastische Maßnahmen wie Kochen über 5 Minuten, Aldehydbehandlung oder Chlorierung zerstört (inaktiviert) werden.

- Capsid
- Hülle mit Virusproteinen
- Inaktivierung durch Alkohol.

Viren mit Lipidmembranhülle

Diese Viren besitzen außerhalb ihres Capsids noch eine Hülle, die aus der Membran ihrer Wirtszelle mit eingelagerten Virusproteinen besteht. Beim Verlassen der Zelle legt sich die Zellmembran wie ein Mantel um die Viren. Die Virusproteine in der Hülle dienen der Adsorption und Penetration in die Wirtszelle. Wird die Hülle zerstört, so sind die Viren inaktiviert, d.h. sie können keine Wirtszelle mehr befallen. Da die Zellmembran aus einer Doppellipidschicht besteht, läßt sie sich durch Alkohol oder andere Fettlösungsmittel, wie Fett im Wasser durch Spülmittel, auflösen.

Folgende Viren besitzen eine Zellmembranhülle:

- **Influenzaviren:** Grippe-Pandemien, z.B 1919 mit ungefähr 20 Millionen Toten. Es war die verheerendste Seuche in der Menschheitsgeschichte
- **Masernvirus**
- **Mumpsvirus**
- **Parainfluenzaviren** (4 Serotypen): besonders bei kleinen Kindern häufige Infektionen. In Einzelfällen kommt es zu einer schweren Laryngotracheobronchitis (Pseudokrupp) mit inspiratorischem Juchzen und bellendem Husten. Erstickungsgefahr
- **RS-Virus** (Respiratory syncytial virus): besonders bei kleinen Kindern häufige, z.T. lebensgefährliche Infektion des Respirationstraktes
- **Rötelnvirus** (gehört zur Familie der Togaviren)
- **Herpesviren:**
  - *Herpes-simplex-Virus Typ 1* (HSV 1): Herpes labialis
  - *Herpes-simplex-Virus Typ 2* (HSV 2): Herpes genitalis
  - *Varizellen-Zoster-Virus* (VZV): Windpocken, Gürtelrose
  - *EPSTEIN-BARR-Virus* (EBV): Mononukleose
  - *Cytomegalie-Virus* (CMV)
- **Human Immunodeficiency virus** (HIV), verursacht AIDS
- **Frühsommer-Meningoenzephalitis-Virus** (FSME-Virus)
- **Tollwutvirus**
- **Pockenvirus**
- **Coronaviren:** neben Rhinoviren häufigste Schnupfenerreger
- **Gelbfiebervirus** (Flavivirus = Untergruppe der Togaviren)
- **Hepatitis-C-Virus:** durch Blut übertragene Hepatitis.

Merke

Diese Viren können durch Alkohol inaktivert werden. Zudem sind sie sehr anfällig gegen Austrocknen, so daß sie außerhalb des Körpers schnell ihre Infektiosität verlieren. Halbstündiges Erwärmen auf 56 °C (sogenannte Serum-Inaktivierung) inaktiviert die Viren ebenfalls.

5.1.2 Vermehrung

- Vermehrung nur in Wirtszellen
- Keine Anzüchtung möglich.

Viren vermehren sich grundsätzlich nur in lebenden Zellen, deshalb lassen sie sich auch auf Nährboden nicht anzüchten. Verschiedene Viren haben unterschiedliche Wirtszellen.

5 Stadien der Vermehrung:

Stadien

- **Adsorption:** Virus bindet an bestimmte Strukturen der Zelloberfläche seiner Wirtszelle
- **Penetration:** Eindringen in die Zelle
- **Uncoating:** Das Virus legt seine Erbinformation frei
- **Transkription:** Aufgrund dieser Erbinformation werden von der Wirtszelle neue Viren synthetisiert.

Nach der Synthese von Hunderten von Viruspartikeln werden die Viren aus der Zelle ausgeschleust, wobei die Zelle in der Regel an der »Durchlöcherung« stirbt: **lytische Infektion.**

Nicht in jedem Fall kommt es allerdings zur Virusvermehrung in der Wirtszelle. Die Viruserbinformation kann in der Zelle unübersetzt oder nur teilübersetzt »überwintern«. Die Zelle überlebt, ändert sich aber manchmal in ihrem Verhalten. Können Viren auf diese Weise normale Zellen zu andauernder Teilung anregen, d.h. können Virusinfektionen auch beim Menschen Krebs hervorrufen? Diese Frage sowie die AIDS-Problematik lassen die Viren heute so bedeutsam erscheinen.

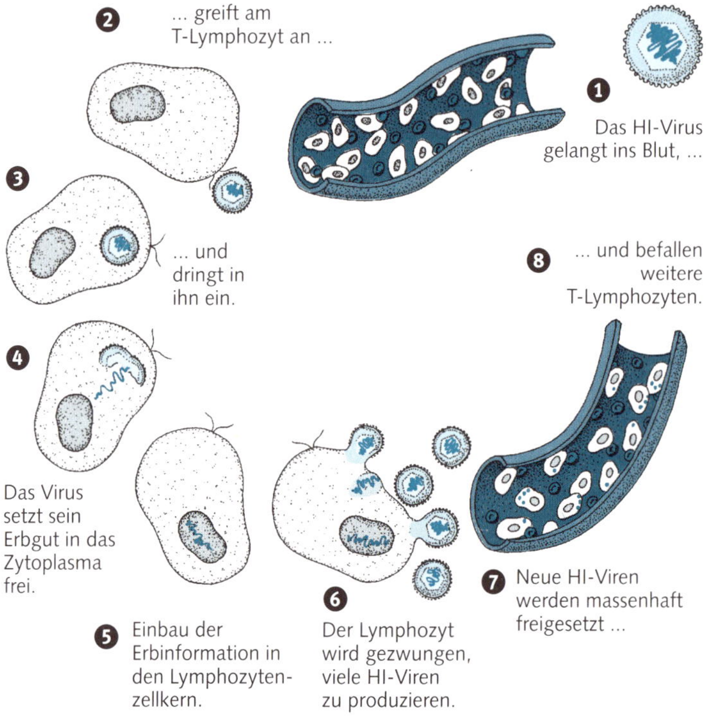

Abb. 5.2
Virusvermehrung

5.1.3 Körperabwehr gegen Viren

- Infektion
- Virämie
- Organbefall
- Antikörperbildung
- Virusneutralisation.

Im Unterschied zu Bakterien, bei denen Antikörper hauptsächlich eine die Phagozytose unterstützende Funktion besitzen, können Antikörper gegen Viren vollständige Immunität verleihen. Diese sogenannten neutralisierenden Antikörper richten sich gegen diejenigen Proteine auf der Virusoberfläche, die für das Anhaften (Adsorption) an der Wirtszelle unentbehrlich sind. Auf diese Weise können Antikörper im Blut ein Vordringen des Virus zu seinem Zielorgan vollständig unterbinden.

Merke

Gegen alle Viruserkrankungen, bei denen das Virus über das Blut zum Zielorgan gelangt, erwirbt man nach durchgemachter Virämie lebenslange Immunität.

Lebenslange Immunität:
- Masern
- Röteln
- Mumps
- Windpocken.

Zu den Krankheiten, gegen die man Immunität erwirbt, gehören die sogenannten Kinderkrankheiten Masern, Röteln, Mumps und Windpocken.

Bei der Erstinfektion (z.B. Masernvirus) dringt das Virus über den Rachenraum und die Lymphwege ins Blut (Virämie), bevor ausreichend viele Antikörper vorhanden sind, um das Virus vollständig zu neutralisieren. Milliarden von Viren befallen die Zielorgane, u.a. Gefäßwände, Hautzellen, Lymphozyten, Makrophagen, Leber, Lunge, Milz, manchmal auch das Gehirn. Hunderte von Viren werden aus jeder sterbenden Zelle freigesetzt.

Erst die massive Antikörperbildung setzt der weiteren Ausbreitung der Viren ein Ende. Die neutralisierten Viren werden von den Makrophagen verdaut. Damit sind aber noch nicht die Viren aus allen Körperzellen beseitigt. Die Freßzellen unter den T-Lymphozyten prüfen alle Körperzellen, ob sie Virusproteine auf ihrer Zellmembran tragen. Ist dies der Fall, so werden diese Körperzellen vernichtet und mit ihnen die intrazellulären Viren.

Merke

Viren, die latent in der Zelle vorliegen, also keine Virusproteine in die Zelloberfläche einbauen, können von der Körperabwehr nicht beseitigt werden, da das Immunsystem die virusinfizierten Zellen nicht erkennt. Es kommt in diesem Fall zur **Persistenz** des Virus. Latente Viren können wieder ins Synthesestadium übergehen und erneut zu Erkrankungen führen. Dieses Verhalten ist sicher nachgewiesen bei allen Herpesviren und bei HIV.

Jahreszeitliche Schwankungen

Manche Virusinfektionen zeigen epidemisches Auftreten, wobei es zu charakteristischen jahreszeitlichen Häufungen kommt, über deren Ursache aber nichts bekannt ist.

- *Juli bis September:* Enterovirusinfektionen
- *Winter:* Rhinoviren, Coronaviren, Influenzaviren, Masernvirus, Parainfluenzavirus, RS-Virus.

5.1.4 Diagnostik von Viruserkrankungen

- Serologie
- Anzucht in Zellkulturen.

Während bei Bakterien die Anzüchtung im allgemeinen sehr einfach, schnell und billig auf Agarplatten durchführbar ist, ist die Anzüchtung von Viren langwierig und teuer, da in jedem Fall Zellkulturen verwendet werden müssen. Daher ist die Virusanzüchtung Spezialfällen vorbehalten, während die **Serologie,** d.h. der Nachweis von virusspezifischen Antikörpern im Serum des Patienten, den Regelfall darstellt.

Merke

Zur Virusdiagnostik wird immer Blut eingeschickt, wobei 5 ml Vollblut ohne Antikoagulantienzusatz in den meisten Fällen ausreichend sind.

Virusanzüchtungen sind bei folgenden Verdachtsdiagnosen angezeigt:

- *Herpesbläschen* (Lippe, Vagina): Bläscheninhalt einschikken
- *Virale Meningitis:* Stuhl zur Enterovirusanzüchtung und zusätzlich Blut und Liquor zur Herpestiterbestimmung einschicken
- *CMV-Infektion des Neugeborenen:* Urin zur CMV-Anzüchtung einschicken.

5.2 Virale Infektionen

5.2.1 Schnupfen

Rhinoviren

Der Schnupfen ist eine harmlose, meist durch **Rhinoviren** bedingte Erkrankung, bei der nur die Schleimhäute der Nase betroffen sind (keine Virämie). Dies führt zu wässrig-schleimigem, nicht-eitrigem Ausfluß, der höchstens 1–2 Wochen andauert.

Komplikation: Bakterielle Superinfektion.

Im Zuge eines Schnupfens kann es zu einer sekundären bakteriellen Besiedlung der Nase, besonders der Nasennebenhöhlen (eitrige Sinusitis), oder des Mittelohres (eitrige Otitis media) kommen.

5.2.2 Durchfall

40 % aller Durchfallerkrankungen sind virusbedingt. In den Entwicklungsländern sind Durchfallerkrankungen die häufigste Todesursache bei Kleinkindern. Davon gehen 20 % auf das Rotavirus zurück.

Rotavirus

Nach 2–4 Tagen Inkubationszeit folgen Durchfall und Erbrechen. Die Viren sind 5–6 Tage nach Erkrankung im Stuhl nachweisbar.
Das Virus ist sehr umweltresistent. Es wird durch Schmierinfektion übertragen. Zur Diagnose kann Stuhl eingesendet werden. Der Nachweis im Labor erfolgt innerhalb eines Tages.

Die Therapie ist symptomatisch mit Flüssigkeitsersatz. Nach einer Infektion liegt eine begrenzte Immunität vor. Muttermilch liefert schützende IgA-Antikörper.

Pflege

In Krankenhäusern sind Epidemien durch Schmierinfektionen bei der Säuglingspflege möglich. Daher äußerste Hygiene bei der Pflege erforderlich.

5.2.3 Herpes

Merke

Alle menschenpathogenen Viren der Herpesgruppe haben eine gemeinsame Eigenschaft: **lebenslange Persistenz.**

Herpesviren:
- Herpes simplex-Virus
- Varizellen Zoster-Virus
- EPSTEIN-BARR-Virus
- Cytomegalie-Virus.

- Herpes-simplex- und Varizellen-Zoster-Viren persistieren in Nervenganglien.
- EPSTEIN-BARR-Viren persistieren in Lymphozyten und Speicheldrüsen.
- Cytomegalie-Viren persistieren in Lymphozyten und Knochenmark.

Dabei bleiben die Viren im allgemeinen latent, d.h. ohne Krankheitszeichen. Bei Immunschwäche oder anderen Störungen

Persistenz in Ganglienzellen.

können sie aus dieser Latenz ausbrechen und zu Symptomen führen. Eine generalisierte Ausbreitung über das Blut wird von den dort vorhandenen Antikörpern jedoch in fast allen Fällen verhindert.

Herpes simplex

HSV 1 → Lippe
HSV 2 → Genitalbereich

Man unterscheidet HSV 1 (bevorzugt an der Lippe) und HSV 2 (bevorzugt im Genitalbereich). Über 90 % der Erwachsenen sind mit HSV 1 infiziert, bei HSV 2 sind es nur etwa 20 %. Jeder dritte Infizierte ist von Rezidiven betroffen, im Genitalbereich rezidiviert vor allem HSV 2, weniger HSV 1.

HSV 1 – Herpes labialis

Erstinfektion: Gingivostomatitis.
Befall von:
- Lippen
- Gesicht
- Hornhaut des Auges
- Ggf. ZNS-Befall.

Bei der Erstinfektion ist die Mundschleimhaut betroffen, wobei die Infektion meist inapparent, selten als Gingivostomatitis (ulzerierende, schmerzhafte Bläschen in der Mundhöhle) verläuft. Über die Epithelzellen dringt das Virus in die lokalen Nervenganglien vor und persistiert dort, wo die Virus-DNA in der Ganglionzelle vorliegt, ohne daß sich Virusproteine auf der Zelloberfläche zeigen. Auf diese Weise sind sie vor dem Zugriff der zelltötenden Lymphozyten geschützt.

Bei Sonneneinstrahlung, Hormoneinflüssen, psychischen Belastungen, Immunsuppression u.a. kann es zur Reaktivierung des Virus kommen. Von Zelle zu Zelle, unter Umgehung des Blutkreislaufes, gelangt das Virus zurück auf die Haut im Versorgungsbereich des Nerven: z.B. Lippe (daher der Name Herpes labialis), Gesichtshaut allgemein, Hornhaut des Auges (Herpeskeratokonjunktivitis). Neugeborene können sich an einem floriden Herpes labialis infizieren und können an der Infektion sterben.

Therapie mit Acyclovir.

In seltenen Fällen kann eine Primärinfektion oder eine Reaktivierung zur lebensgefährlichen Herpesenzephalitis führen, die man heute durch rechtzeitige Gabe, schon bei Verdacht, von Acyclovir (Zovirax®) erfolgreich bekämpfen kann.

HSV 2 – Herpes genitalis

Säuglingsinfektion unter der Geburt möglich.

Die HSV-2-Infektion ist bevorzugt im Genitalbereich lokalisiert und rezidiviert wie der Herpes labialis. Bei der Geburt kann sich das Neugeborene (etwa jedes 10 000ste Neugeborene) im Geburtskanal infizieren, was zur tödlichen generalisierten Herpesinfektion des Kindes führen kann: Befall der Haut, innerer Organe und des Gehirns.

Dabei ist das Kind besonders bei der Primärinfektion der Mutter gefährdet, weil keine mütterlichen Herpes-IgG-Antikörper vorhanden sind. Beim rezidivierenden Herpes genitalis sind bei der Mutter reichlich Antikörper vorhanden, die durch die Plazenta auf das Kind übertragen werden, und die das Kind vor einer Ausbreitung des Herpesvirus über den kindlichen Blutkreislauf (Generalisation) schützen.

5.2.4 Windpocken und Gürtelrose

Erreger

Varizellen-Zoster-Virus

Erreger beider Krankheitsbilder ist das **Varizellen-Zoster-Virus.** Über 90 % aller Erwachsenen haben eine Infektion mit VZV durchgemacht, wobei es nicht in jedem Fall zum Ausbruch der Krankheit kommen muß. Der Manifestationsindex liegt deutlich unter 100 %.

Klinik

Primärinfektion: Windpocken

- Typisches Exanthem
- Sternhimmelbild
- Gefahr in der Schwangerschaft.

Nach einer Inkubationszeit von 10–20 Tagen kommt es zum Auftreten des Exanthems im Gesicht und am Rumpf, weniger an den Extremitäten: Knötchen und Bläschen treten dabei gleichzeitig nebeneinander auf (»Sternenhimmel«).

Hat eine Schwangere bei der Geburt Windpokken und noch keine Antikörper im Blut – IgG erscheint erst einige Tage nach Exanthemausbruch im Blut – kann es beim Kind im Geburtskanal zur tödlichen Infektion kommen.

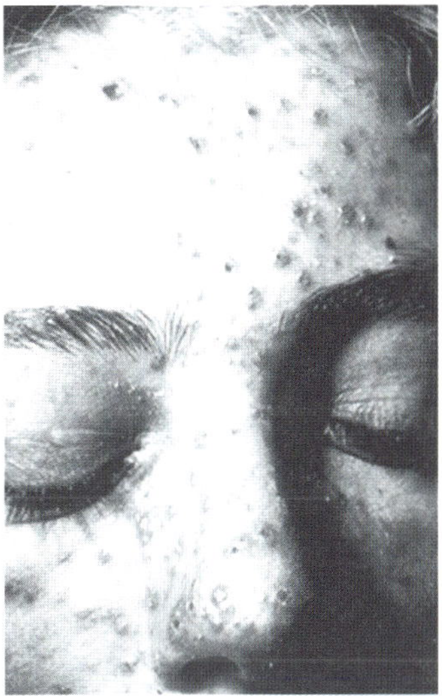

Abb. 5.3 Windpocken [F 113]

Rezidiv: Gürtelrose

- Ganglienzellentzündung
- Exanthem im Versorgungsgebiet des betroffenen Nerven
- Sehr schmerzhaft.

Jeder zweite wird im Laufe seines Lebens einmal oder mehrmals von der Gürtelrose befallen. Dabei kommt es zur Entzündung von Ganglienzellen (Ausbruch des Virus aus der Latenz), die sehr schmerzhaft ist und oft von einem Exanthem im vom Ganglion versorgten Hautbereich begleitet ist.

Therapie Acyclovir hochdosiert.

5.2.5 PFEIFFERsches Drüsenfieber (Mononukleose)

Erreger

EPSTEIN-BARR-Virus

Das PFEIFFERsche Drüsenfieber (Mononukleose) wird durch das **EPSTEIN-BARR-Virus** hervorgerufen. Die Durchseuchung erreicht weltweit vor Erreichen des Erwachsenenalters über 80 %. Die Übertragung erfolgt durch Speichel (kissing disease) oder Blut.

Klinik

Bei etwa der Hälfte der erst im Erwachsenenalter Infizierten kommt es zum Krankheitsbild der infektiösen Mononukleose:

- Hohes Fieber mit wiederholten Schüben
- Generalisierte Lymphknotenschwellung
- Pharyngitis
- Milzvergrößerung und leichte Hepatitis, manchmal mit Ikterus
- hoher Prozentsatz an atypischen, großen Lymphozyten im Blutbild, den sogenannten mononukleären Zellen, die zur Verwechslung mit einer Leukämie führen können.

Die Krankheit dauert ungefähr zwei Wochen, danach besteht oft noch längere Zeit ein Schwäche- und Krankheitsgefühl.

5.2.6 Cytomegalie

Erreger

Cytomegalie Virus

Cytomegalie Virus (CMV): Nur etwa die Hälfte aller Erwachsenen hat eine CMV-Infektion durchgemacht. Die Infektion verläuft nur selten mit klinischen Erscheinungen, die einer Mononukleose (☞ 5.2.5) ähneln.

CMV in der Schwangerschaft

Infektion gefährlich für:

- Schwangere
- Neugeborene
- Immunsupprimierte Patienten.

Während die Primärinfektion mit diesem Virus nach der Geburt im allgemeinen harmlos ist (Ausnahme: Immunsupprimierte), stellt die intrauterine Infektion eine große Gefahr für das Ungeborene dar.

Macht die Mutter eine primäre CMV-Infektion während der Schwangerschaft durch, so kommt es etwa bei jeder zehnten zu einer Übertragung durch die Plazenta oder perinatal über den Geburtskanal auf das Kind. Diese Kinder entwickeln nach der Geburt rasch eine Gelbsucht (Leberschädigung) und scheiden CMV in großen Mengen im Urin aus, der daher zur Diagnostik eingeschickt wird. Spätfolgen bei diaplazentarer Übertragung in der Frühschwangerschaft sind Hirnschäden verschiedenen Ausmaßes. Dabei kann es auch zu nur minimalen Retardierungen kommen, die erst im Schulalter auffallen.

Die angeborene Cytomegalieinfektion ist meldepflichtig.

5.2.7 Röteln

Klinik

Rötelnvirus
- Fieber
- Lymphknotenschwellung
- Exanthem.

Das Rötelnvirus ruft eine harmlose Kinderkrankheit mit leichtem Fieber, Lymphknotenschwellung (retroaurikulär = hinter den Ohren) und fleckförmigem Exanthem hervor. Das Exanthem kann ausbleiben oder mit Masern, Scharlach oder unspezifischen Virusexanthemen verwechselt werden. Der Kontagionsindex (Ansteckungsrate) ist geringer als bei Masern, so daß etwa 10 % der jungen Erwachsenen keine Immunität gegen Röteln erworben haben.

Schwangerschaft

Gefahr von Mißbildungen in der Schwangerschaft

Infiziert sich eine nichtimmune Mutter während der ersten vier Schwangerschaftsmonate, so wird das Ungeborene über den Blutweg mitinfiziert. Bei Infektion im ersten Monat kommt es in etwa 50 % zur **Rötelnembryopathie:** Hirn- und Herzmißbildungen, Taubheit, Katarakt u.a. Das Mißbildungsrisiko sinkt, je später die Rötelninfektion erfolgt. Es beträgt 25 % im 2., 15 % im 3. und 10 % im 4. Schwangerschaftsmonat.

Diagnose

Die Diagnose erfolgt immer über IgM-Nachweis im Serum der Mutter, nie allein aufgrund der Klinik (rötelnähnliches Exanthem), da es hier häufig zu Fehldiagnosen kommt und möglicherweise zu ungerechtfertigten Schwangerschaftsabbrüchen.

Prophylaxe

Impfung von Mädchen vor der Pubertät.

Prophylaktisch sollten alle Mädchen vor der Geschlechtsreife mit einer Lebendimpfung mit attenuierten Rötelnviren geimpft werden, wodurch ein lang anhaltender, schützender Antikörpertiter erreicht wird.

5.2.8 Ringelröteln

Parvovirus B19
- Vorwiegend Kinder
- Exanthem
- Folgekrankheiten

Die durch das **Parvovirus B19** hervorgerufene Erkrankung tritt vorwiegend bei Kindern auf. Das Exanthem besteht länger als bei Röteln, die Lymphknotenschwellung ist geringer. Als Folge einer Infektion sind Gelenkbeschwerden und aplastische Krisen

- Gefahr in der Schwangerschaft.

beobachtet worden. Bei der diaplazentaren Übertragung auf den Feten kann es durch Knochenmarksbefall zu einer tödlichen Anämie des Kindes kommen, die sich durch massive Wassereinlagerungen äußert (Hydrops fetalis). Fetale Mißbildungen werden nicht beobachtet.

5.2.9 Masern

Masernvirus

Kinderkrankheit mit fast 100 %igem Kontagions- (Ansteckungsrate) und Manifestationsindex (Erkrankungsrate nach Infektion), die durch das **Masernvirus** hervorgerufen wird.

Klinik

- Fieber
- Schnupfen
- Konjunktivitis
- Typisches Exanthem.

Etwa 10–12 Tage nach Infektion kommt es zu Fieber und katarrhalischen Erscheinungen wie Schnupfen und Konjunktivitis. Drei Tage später tritt zunächst an den Wangen, dann am Kopf und am ganzen Körper ein großflächiges Exanthem auf, das durch die Reaktion der T-Lymphozyten mit den virus-infizierten Haut- und Gefäßzellen bedingt ist. Zur gleichen Zeit erscheinen Antikörper. Das Masernvirus vermehrt sich massiv in den Lymphozyten und Makrophagen, womit sich Lymphopenie (Absinken der Lymphozytenkonzentration im Blut) und Verlust der Tuberkulinempfindlichkeit erklären lassen.

Komplikationen

- Otitis media, Bronchopneumonie: 10 % der Erkrankten
- Masernenzephalitis: Häufigkeit 1 : 2 000, 25 % tödlich, häufig Spätschäden.

Prophylaxe

Schutzimpfung möglich.

Heute (zusammen mit Röteln und Mumps) Lebendimpfung nach Vollendung des 1. Lebensjahres möglich. Diese Schutzimpfung führt zu langanhaltendem Impfschutz.

5.2.10 Mumps

Mumpsvirus

Kinderkrankheit mit nur etwa 70 %igem Kontagions- und einem Manifestationsindex von deutlich unter 100 %, d.h. die Durchseuchung im Kindesalter ist unvollständig, und viele infizieren sich und erwerben Immunität, ohne zu erkranken.

Wegen der hohen Komplikationsrate der Erkrankung ist die Impfung zu empfehlen.

- Parotitis
- Gefürchtete Komplikationen
- Schutzimpfung empfehlenswert.

Klinik

Mumps verläuft meist mit einer schmerzhaften Speicheldrüsenentzündung (Parotitis). Die Hälfte der Meningitisfälle, die als Komplikation bei einer Mumpserkrankung auftreten, verläuft allerdings ohne Parotitis, was die Diagnose außerordentlich erschweren kann.

Komplikationen

- Seröse (nicht-eitrige) Meningitis bei etwa 10 %
- Enzephalitis bei etwa 3 %
- Hodenentzündung (Orchitis) bei 25 % aller Mumps-infizierten Männer, die selten Sterilität, häufig aber einseitige Hodenatrophie nach sich zieht
- Pankreatitis bei 5–10 % der Erkrankten
- Bei 5 % der Frauen Entzündung der Ovarien oder Brustdrüsen.

5.2.11 Kinderlähmung (Poliomyelitis)

Übertragungsweg

Poliomyelitisvirus

Die Kinderlähmung wird vom **Polio(myelitis)virus** verursacht, das nur von Mensch zu Mensch übertragen und im Speichel, vor allem aber im Stuhl, in hohen Konzentrationen ausgeschieden wird. Der Hauptübertragungsweg ist die fäkale Schmierinfektion. Die Hauptsaison dieser Viren sind, wie bei anderen Enteroviren, die Sommermonate.

Klinik

- Asymptomatisch bis grippeähnlicher Verlauf
- Myelitis
- Enzephalitis
- Lähmungen.

Die Mehrzahl aller Infektionen mit Polioviren verläuft asymptomatisch. In einigen Fällen kommt es zu einem grippeähnlichen Verlauf. Nur sehr selten erreicht das Virus über Blut oder Nerven das Rückenmark (Myelitis) oder das Großhirn (Enzephalitis). In solchen Fällen kann es zu bleibenden Lähmungen z.B. an den Extremitäten oder zum Tod führen kann.

Die Wahrscheinlichkeit, daß bei einer Poliovirus-Infektion Lähmungen auftreten, erhöht sich, je später im Leben die Erstinfektion erfolgt. In Ländern mit geringem Hygienestand erfolgt die Durchseuchung schon im Kleinkindesalter durch verunreinigtes Trinkwasser. In Ländern mit hohem hygienischem Standard breitet sich das Poliovirus epidemisch nach langjährigen Ruhephasen aus, wodurch ältere Kinder zum erstenmal mit der Infektion konfrontiert werden.

Schutzimpfung empfehlenswert.

Prophylaxe

Nach Einführung der Schutzimpfung mit abgeschwächten Polioviren, die nicht ins Nervensystem vordringen können, konnte die Poliomyelitis-Häufigkeit in den Industrieländern seit den 60iger Jahren um 99 % verringert werden.

5.2.12 Hepatitis

Hepatitis B

Hepatitis-B-Virus

Erkrankung und Tod sind meldepflichtig.
Erreger ist das **Hepatitis-B-Virus (HBV).**

- Blut
- Blutprodukte
- Körpersekrete.

Übertragungswege

- Geringste Mengen von Blut oder Blutprodukten, die parenteral aufgenommen werden, z.B. bei Nadelstichverletzungen
- Bluttransfusion: heute auf HBsAg überprüft, daher Infektionsrisiko gering
- Infektiosität von Sperma und Speichel wesentlich geringer, aber in Gebieten mit hoher Durchseuchung vor allem sexuelle Übertragung des HBV, z.B. Südostasien.

Verbreitung: etwa 1 % aller Krankenhauspatienten sind HBV-Träger, d.h. ihr Blut ist infektiös. Das Infektionsrisiko für das Krankenhauspersonal ist also sehr hoch: unbedingt Schutzimpfung durchführen lassen!

Bedeutung von Hepatitisantigen und -antikörpern:

- HBeAg → Patient infektiös
- HBsAg → Krankheit noch aktiv
- AntiHBs → vollständige Genesung, keine Infektiosität
- AntiHBc IgG → Indiz für abgelaufene Infektion.

Antigene und Antikörper

Der innere Teil des Capsids enthält das Core-Antigen (HBcAg) und das e-Antigen (HBeAg), der äußere Teil des Capsids besteht aus dem Surface-Antigen (HBsAg). Im Serum findet man entweder das Antigen oder den dazugehörigen Antikörper, aber so gut wie nie beides.

- *HBeAg* im Serum bedeutet: Der Patient ist infektiös.
  Im Verlauf der Erkrankung wird das e-Antigen zuerst vom Körper eliminiert, d.h. man findet dann statt des Antigens (HBeAg) den Antikörper (AntiHBe) im Serum.
- *HBsAg* im Serum bedeutet: die Krankheit ist noch aktiv, da die Leberzellen noch Virusteile produzieren.
  AntiHBs im Serum spricht für vollständige Genesung. Der Patient ist mit Sicherheit nicht mehr infektiös, d.h. es finden sich keine Viruspartikel mehr im Blut.
- *AntiHBc-IgG* zeigt an, daß eine HBV-Infektion stattgefunden hat.

AntiHBc-IgG erscheint gleich zu Beginn der Erkrankung und bleibt lebenslänglich erhalten. AntiHBc-IgM und AntiHBe-IgG verschwinden bei gutartigem Krankheitsverlauf nach einigen Monaten, AntiHBs nach einigen Jahren.

Klinik

- Lange Inkubationszeit
- Ikterus
- Leberwerte ↑
- Meist symptomlos
- Ggf. Leberzirrhose.

Einziges Zielorgan des HBV ist die Leber. Die Inkubationszeit beträgt etwa 1–6 Monate. Drei verschiedene Krankheitsverläufe lassen sich unterscheiden:

- In 90 % der Fälle keine Symptome oder nur kurzzeitiger Ikterus (Gelbsucht): HBeAg und HBsAg werden nach einigen Wochen eliminiert, d.h. AntiHBe und AntiHBs werden nachweisbar.
- In 10 % der Fälle chronisches Stadium mit erhöhten Leberwerten. HBsAg und evtl. auch HBeAg bleiben nachweisbar, d.h. es werden nicht ausreichend Antikörper gebildet. Dieses chronische Stadium kann zur Leberzirrhose und zum Leberkrebs führen.
- Unter 1 % der Fälle Verlauf mit fulminanter, tödlicher Leberentzündung.

Diagnose

Blut oder Serum einschicken. Antigene oder Antikörper werden grundsätzlich mit Radioimmunassay oder ELISA nachgewiesen. Beide Tests arbeiten nach dem **Sandwichprinzip:** An Plastikgefäßinnenwand fixiertes Antigen, z.B. HBV-Antigen, bindet Antikörper aus dem Patienten-Serum. Eventuell vorhandene Antikörper werden nach dem Spülen sichtbar gemacht, indem man entweder enzymatisch oder radioaktiv markierte Antihuman-Antikörper zugibt.

Sandwichtests sind sehr empfindlich, aber auch sehr teuer und werden bei HIV, Herpesviren, Masern, Mumps und Röteln verwendet.

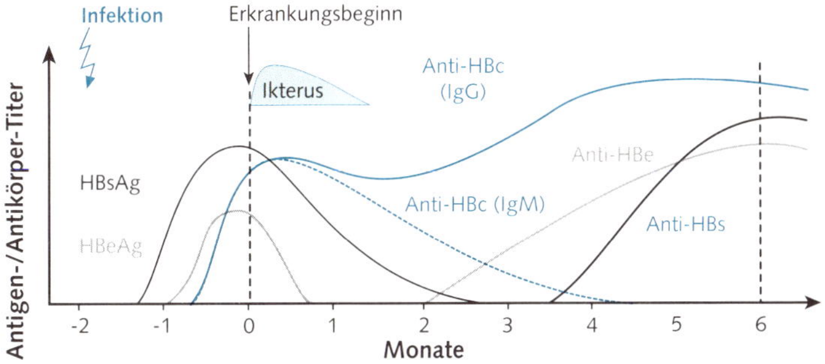

Abb. 5.4 Antigen- und Antikörperverlauf bei Hepatitis-B-Virusinfektion in Abhängigkeit von der Zeit nach der Infektion. Bei Beginn der Erkrankung ist die Virusvermehrung in der Leber am größten, erst dann setzen Abwehrmaßnahmen des Körpers ein. [B 102]

Impfung möglich.

Impfung

Hepatitis-B-Viren lassen sich bisher nicht in Zellkulturen vermehren, was eine Impfstoffentwicklung sehr erschwert und verteuert hat. Geimpft wird heute mit dem Oberflächenantigen HBsAg, das über Bakterienkulturen hergestellt wird. Wie bei jeder Totimpfung wird zur Boosterung (Erhöhung) der Antikörperantwort dreimal geimpft: 1 Monat und 1 Jahr nach der ersten Impfung.

Merke

Nach der Impfung findet man nur AntiHBs im Blut des Impflings, kein AntiHBc, womit man die Impfung von einer durchgemachten Infektion unterscheiden kann, nach der AntiHBc vorhanden ist. Der AntiHBs-Titer muß alle zwei Jahre kontrolliert und bei Unterschreitung von 100 IE/ml aufgefrischt werden, um eine sichere Immunität zu gewährleisten.

Pflege

Sofortmaßnahmen bei Nadelstich mit blutkontaminierter Kanüle

Blutabnahme bei Spender und Empfänger (Gestochener). Sofort im Labor anrufen und Schnelltest bestellen. Blut mit Taxi zum Labor schicken. Möglichst innerhalb von 6 Stunden nach Stichverletzung den Gestochenen mit Hyperimmunglobulin passiv impfen, wenn der Gestochene keinen AntiHBs- oder AntiHBc-Titer aufweist, und der Spender HBsAg positiv ist.

Merke

Wer beim ersten Nadelstich glimpflich davongekommen ist, sollte nicht bis zum zweiten Nadelstich warten, bevor er sich impfen läßt: Ein Nadelstich kommt selten allein.

Ggf. Interferon.

Therapie

Bei chronischen Verläufen Therapieversuch mit Interferon.

Übertragung durch:
- Lebensmittel
- Trinkwasser.

Hepatitis A

Erkrankung und Tod sind meldepflichtig.
Hepatitis A wird fäkal-oral von Mensch zu Mensch übertragen, vorwiegend über Lebensmittel oder Trinkwasser, besonders in Entwicklungsländern.

- Meist symptomlos
- Ikterus
- Kein chronischer Verlauf.

Klinik

Mehr als die Hälfte aller Infektionen verläuft subklinisch. Tritt ein Ikterus (Gelbsucht) auf, so ist er im allgemeinen von kurzer Dauer. Chronische Verläufe wie bei der Hepatitis B kommen nicht vor. Das Virus wird während der Inkubationszeit (2–4 Wochen) und Krankheitsphase über den Stuhl ausgeschieden.

Diagnose

AntiHAV-IgG und AntiHAV-IgM im Serum nachweisen.

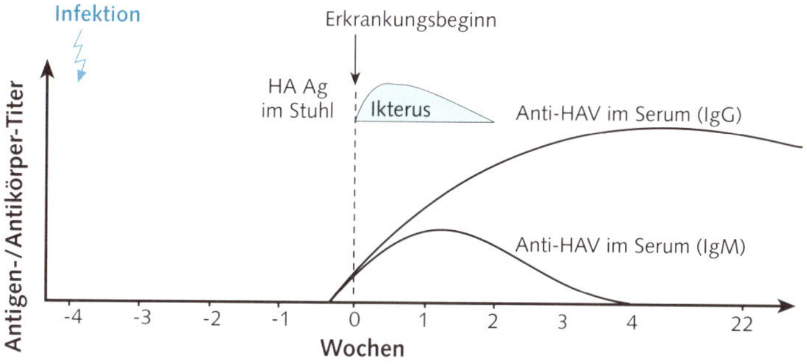

Abb. 5.5 Antigen- und Antikörperverlauf bei Hepatitis-A-Infektion (typisch für alle Virusinfektionen mit lebenslanger Immunität, z.B. virale Kinderkrankheiten)

Übertragung durch:
- Blut
- Blutprodukte.

Hepatitis C

Erkrankung und Tod sind meldepflichtig. Durch Blutprodukte übertragene Non-A-Non-B-Hepatitis.

Das Virus gehört wie das Gelbfiebervirus zur Gruppe der Flaviviren. Das Übertragungsrisiko bei einer Bluttransfusion liegt bei etwa 1 : 50 000. Die Hälfte der HCV-Infektionen geht in einen chronischen Verlauf über, davon enden etwa 10 % tödlich.

Nachweis im AntiHCV-Test, wobei dieser Antikörper aber erst 6–8 Monate nach der Infektion nachweisbar wird.

- Nur zusammen mit HBV infektös
- Fulminanter Verlauf.

Hepatitis D

Erkrankung und Tod sind meldepflichtig.
Das Hepatitis-D-Virus (HDV) benötigt zur Vermehrung das HBV. Übertragung meist parenteral. Eine HBV-Infektion kann bei einer Superinfektion mit HDV einen fulminanten Verlauf nehmen.

Hepatitis E

Besondere Gefahr für Schwangere.

Erkrankung und Tod sind meldepflichtig.

Die Übertragung erfolgt, wie bei Hepatitis A, vor allem über mit Stuhl kontaminiertes Trinkwasser. Epidemieartiges Auftreten in Flüchtlingslagern und in Ländern Asiens, Afrikas und Mittelamerikas. Inkubationszeit: etwa 6 Wochen. Keine chronischen Verläufe, aber über 10 % tödliche Verläufe, vor allem bei Schwangeren.

5.2.13 Tollwut (Rabies)

Verdacht, Erkrankung und Tod sind meldepflichtig.

Übertragungsweg

Tollwutvirus
- Übertragung durch Tierbiß
- Ausbreitung entlang von Nerven
- Impfung empfohlen.

Das **Tollwutvirus** befällt Warmblüter und den Menschen. In Europa ist der Fuchs der Hauptüberträger unter den Wildtieren, Hund und Katze unter den Haustieren. In Deutschland ist seit über 10 Jahren dank aktiver und passiver Impfung nach Tierbiß keine Tollwuterkrankung beim Menschen beobachtet worden, während im Mittelmeerraum, in Indien, China und Afrika immer noch Tausende pro Jahr an dieser Krankheit sterben.

Das Tollwutvirus wird über den Speichel des tollwütigen Tieres übertragen. Im Durchschnitt erkranken nur etwa 10 % der durch Biß infizierten Menschen. Das Virus vermehrt sich zunächst im Muskelgewebe an der Bißstelle, erreicht nach etwa 3 Tagen die muskelversorgenden Nerven und wandert im Laufe von Wochen innerhalb der Nervenzellen zum Gehirn, von wo es wieder über die Nervenbahnen die Speicheldrüsen und andere Organe erreicht. Im Blut läßt sich kein Virus nachweisen.

Klinik

- Übererregbarkeit
- Krämpfe
- Speichelfluß
- Tod durch Atemlähmung.

Die Tollwut verläuft beim Menschen tödlich mit Übererregbarkeit, Krämpfen, Speichelfluß und dem charakteristischen krampfhaften Würgen beim Anblick von Wasser (Hydrophobie). Nach wenigen Tagen tritt der Tod durch Atemlähmung ein.

Therapie

- Wundreinigung
- Aktive und passive Impfung.

Sofortiges Reinigen der infizierten Wunde mit Wasser, Seife und Alkohol tötet einen Großteil der Viren ab (Virus mit Lipidhülle) und verringert so die Erkrankungswahrscheinlichkeit. Danach wird die Wundumgebung mit der Hälfte eines Hyperimmunglobulin (passive Immunisierung) infiltriert und der Rest i.m. gegeben. Zusätzlich wird wiederholt aktiv an der entgegengesetzten Körperseite geimpft.

5.2.14 Gelbfieber

Quarantänekrankheit.

Verdacht, Erkrankung und Tod sind meldepflichtig.

Gelbfieber gehört neben Pest, Pocken und Cholera zu den vier Quarantänekrankheiten.

Übertragungsweg

Gelbfiebervirus

Das **Gelbfiebervirus** wird durch Moskitos (Stechmücken), die nur in tropischen und subtropischen Gebieten Amerikas und Afrikas vorkommen, von Mensch zu Mensch übertragen.

Klinik

- Fieber
- Grippesymptome
- Organbefall
- Ikterus
- Nephrose
- Blutungen.

Nach einer Inkubationszeit von 6 Tagen beginnt die Erkrankung mit einer ersten mehrtägigen Fieberphase (Virämie) und grippeähnlichen Symptomen. Bei voller Ausprägung des Krankheitsbildes steigt das Fieber nach kurzer Besserung nochmals an, wobei jetzt die Zielorgane des Gelbfiebervirus angegriffen werden: Leber, Niere, Blutgefäße. Entsprechend gehören zum Vollbild der Erkrankung Gelbsucht (Ikterus), Nephrose (Zerstörung der Nierentubuli) und schwere Blutungen, besonders der Schleimhäute. Die Krankheit kann in einem hohen Prozentsatz tödlich verlaufen.

Impfung

Impfung möglich.

Aktive Immunisierung mit einem Lebendimpfstoff, in Endemiegebieten Bekämpfung der Moskitos.

5.2.15 Frühsommer-Meningoenzephalitis (FSME)

Erkrankung und Tod sind meldepflichtig.

Übertragungsweg

- Flaviviren
- Übertragung durch Zeckenstich.

Zum Verbreitungsgebiet dieser Viruserkrankung gehören u.a. Süddeutschland, Österreich und die Schweiz.

Die Viren gehören, wie das Gelbfiebervirus, zur Flavivirusgruppe. Sie werden durch Zeckenstich übertragen, besonders zwischen Ende April und Oktober.

Klinik

- Meist symptomlos
- Selten Enzephalitis.

Die Infektion verläuft meist symptomlos, manchmal mit grippeähnlichen Symptomen und in seltenen Fällen mit einer tödlichen Enzephalitis.

Schutzimpfung möglich.

Impfung Gefährdet sind vor allem Menschen, die sich beruflich oder in ihrer Freizeit viel im Wald aufhalten. Hier ist eine Schutzimpfung mit dem Totimpfstoff angezeigt.

5.2.16 AIDS

Übertragungswege

HIV
Übertragung durch:
- Blut
- Blutprodukte
- Geschlechtsverkehr
- Mutter → Fetus
- Muttermilch.

Das **Humane-Immundefizienz-Virus (HIV)** wird auf dem Blutweg (größere Blutmengen erforderlich als bei Hepatitis B) oder sexuell (besonders Analverkehr) übertragen. Etwa 15 % aller HIV-infizierten Schwangeren in westlichen Industrieländern übertragen HIV diaplazentar und vor allem perinatal auf das Kind. Das Virus wird auch über die Muttermilch übertragen.

HIV besitzt eine geringere Infektiosität als das Hepatitis-B-Virus, persistiert aber lebenslang, so daß alle HIV-Infizierten als infektiös anzusehen sind. Übertragung von HIV durch Tröpfchen-, Schmierinfektionen oder Mücken kommt in der Praxis nicht vor. Nadelstiche im Krankenhaus haben ein mindestens 100fach *geringeres* Infektionsrisiko als bei Hepatitis B. Die Infektiosität hängt sehr vom Stadium der Erkrankung des AIDS-Patienten ab: ausgeprägte Virämie 1–2 Monate nach Ansteckung und im Stadium III und IV.

Bei Drogensüchtigen werden offenbar beim Nadeltausch größere Mengen Blut injiziert als beim Nadelstich im Krankenhaus. Blutkonserven werden seit einigen Jahren auf HIV-Antikörper überprüft, womit eine Ansteckung auf diesem Weg, von der früher besonders Bluter betroffen waren, unwahrscheinlich ist: Risiko 1 : 1 000 000.

Klinik

Verlauf in 4 Stadien.

- *Stadium I:* einige Wochen nach der Infektion gelegentlich Mononukleose-ähnliche Symptome durch die Virämie.
- *Stadium II:* latente Infektion ohne Krankheitssymptome mit wenig Viren im Blut und geringer Infektiosität.
- *Stadium III:* generalisierte Lymphknotenschwellung, die Virusmenge im Blut steigt an.
- *Stadium IV:* Aquired immundeficiency syndrome (AIDS, erworbene Immunschwäche). Als wichtigste Symptome können auftreten:
  - Immunschwäche mit häufigen Infektionen durch Erreger, die sonst kaum zu einer Krankheit führen
  - Hirnatrophie mit Persönlichkeitsveränderungen
  - rezidivierende Durchfälle
  - Tumoren wie das KAPOSI-Sarkom
  - ausgeprägte Virämie.

Bis heute ist nicht bekannt, wieviel Prozent der Infizierten alle Stadien durchlaufen. Man schätzt, daß etwa 50 % aller Infizierten innerhalb von 10 Jahren das Stadium IV erreichen und sterben. Wieviele Infizierte an AIDS sterben, wird man erst in einigen Jahren mit größerer Sicherheit sagen können. Nach wie vor ist nicht geklärt, auf welche Weise HIV das Krankheitsbild AIDS auslöst und ob evtl. noch andere Faktoren, z.B. weitere Infektionen, eine Rolle bei der Entstehung von AIDS spielen.

Therapie

- Azidothymidin
- Arzneimittel-kombinationen.

Die Therapiemöglichkeiten mit Azidothymidin sind begrenzt, können aber bei Behandlung infizierter Mütter das Infektionsrisiko für das Kind deutlich senken. Weitere Medikamente gegen HIV befinden sich in der klinischen Testung. Im Moment werden große Hoffnungen in Arzneimittelkombinationen gesetzt.

5.2.17 Pocken

Quarantänekrankheit

Verdacht, Erkrankung und Tod sind meldepflichtig.

Erreger

Variola-Virus

Das **Variola-Virus** ist das größte, sogar noch lichtmikroskopisch erkennbare, animale Virus mit einer Größe von etwa 250 nm. Es ist Erreger der Pocken, einer generalisierten, hochfieberhaften Exanthemkrankheit. Die Pocken scheinen heute weltweit ausgerottet: Impferfolg. In einigen Laboratorien der Erde sind allerdings noch Kulturen vorhanden.

Übertragungsweg

Die Übertragung des Pockenvirus erfolgt fast ausschließlich direkt als Kontaktinfektion durch erkrankte Personen. Ausgeschieden werden die Viren mit dem Speichel, vor allem dann, wenn Blasen in der Mundhöhle aufbrechen. Außerdem werden sie auch aus dem Exanthem freigesetzt.

Klinik

Infektionsorte:
- Obere Luftwege
- lymphatische Organe
- Haut → Exanthem.

In vielen Fällen erfolgt die Infektion über die Schleimhäute des oberen Respirationstraktes. Von dort aus gelangen die Pockenviren in die lymphatischen Organe, bevor sie auf dem Blutweg in die Haut gelangen. Dort bilden sich die für Pocken typischen Eruptionen, die auch in den Schleimhäuten des Respirations- und Verdauungstrakts entstehen. Mortalität 40 %.

Impfung

Impfung möglich. Pocken gelten als ausgerottet.

Durch ein kontinuierliches Impfprogramm mit Vaccinia-Viren (attenuierte, d.h. abgeschwächtes Pockenviren) ging die Erkrankungshäufigkeit stetig zurück, bis seit 1977 keine Erkrankung mehr auftrat. Heute gelten die Pocken laut WHO als ausgerottet, die gesetzliche Erstimpfpflicht für Kinder wurde daher 1976 abgeschafft.

6 Protozoen

6.1 Einführung

- Einzeller
- Zellkern mit Kernhülle.

Protozoen sind, wie die Bakterien, einzellige Lebewesen, haben aber im Unterschied zu diesen einen echten, durch Membranen umgrenzten Zellkern, der die Erbinformation enthält.

Unterteilung der medizinisch bedeutsamen Protozoen

Gruppe	**Rhizopoda,** dazu gehören die Amöben	**Flagellaten**	**Sporozoen**
Merkmale	keine feste Form, durch sich ständig verändernde Freß- und Fortbewegungsfüße beweglich	Flagellen: Geißeln zur Fortbewegung	alles Endoparasiten, intrazellulär
Beispiele	Entamoeba histolytica	Lamblia intestinalis Trichomonas	Toxoplasma Plasmodium Pneumocystis

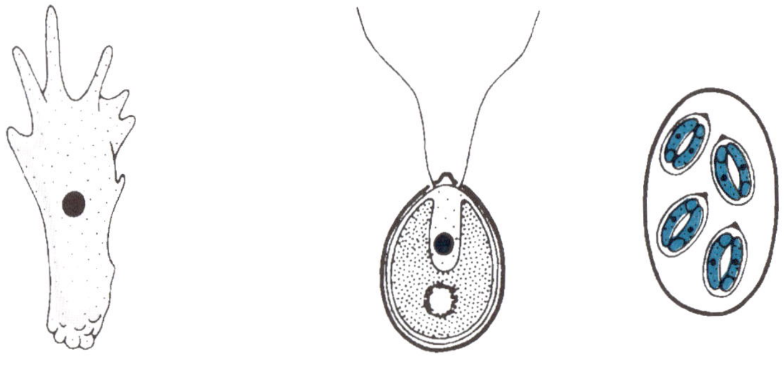

Abb. 6.1 Organisationsformen der Protozoen [G 154, modifiziert]

Die Protozoen haben besonders in den Tropen und Subtropen eine außerordentliche Bedeutung, allen voran die Plasmodien als Erreger der Malaria mit 100 Millionen Neuerkrankungen jährlich in den Endemiegebieten. Chronische Durchfallerkrankungen durch Amoeben (500 Millionen Infizierte, weltweit etwa 50 000 Tote jährlich) und Lamblien stellen ebenfalls ein erhebliches Problem in warmen Gebieten bei gleichzeitig schlechten hygienischen Verhältnissen dar.

Plasmodien, Amöben und Lamblien werden von Touristen auch nach Deutschland eingeschleppt, wo sie sich jedoch aufgrund des kühlen Klimas und des hohen Hygienestandards nicht weiter ausbreiten können. Für die betroffenen Touristen kann die Malaria aber trotz Therapie tödlich enden, und die Amöben und Lamblien können einer langdauernden Therapie teilweise widerstehen.

Die Toxoplasmose ist weltweit verbreitet und wegen des Fehlbildungsrisikos für den Feten gefürchtet. Bei AIDS-Kranken zeigt sich die lebenslange Persistenz von Toxoplasma und Pneumocystis, die bei Nachlassen der Immunabwehr zu tödlichen Reaktivierungsinfektionen führen können.

6.2 Protozoenerkrankungen

6.2.1 Amoebenruhr

Erreger

Entamoeba histolytica

Entamoeba histolytica:
Etwa 10–30 µm große, rundliche Parasiten, die sich bei entsprechender Übung leicht mikroskopisch im Stuhlausstrich nachweisen lassen.

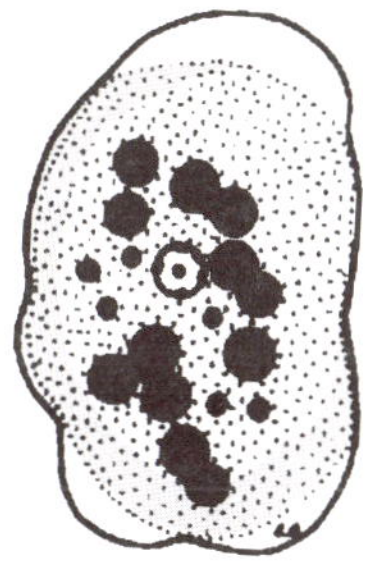

Abb. 6.2 Amöbe [C 154, modifiziert]

Übertragungswege

Infektion über:
- Kontaminiertes Wasser und Lebensmittel
- Fliegenkot.

Die Übertragung erfolgt über fäkal kontaminiertes Wasser oder Lebensmittel, besonders in tropischen Entwicklungsländern, und über Fliegenkot.

Klinik

- Blutige Durchfälle
- Darmulzerationen
- Organabszesse.

Die Infektion führt zu sich wiederholenden Episoden mit z.T. blutigen Durchfällen und Bauchschmerzen. Entamoeba histolytica kann die Darmwand durchdringen, zu Darmulzerationen führen und als Komplikation über die Blutbahn zu Organabszessen besonders in der Leber führen.

Diagnose und Therapie

- Stuhluntersuchung
- Ggf. Antibiotika.

Direktpräparat des frischen, möglichst noch warmen Stuhles untersuchen. Bei positivem Befund mit Metronidazol (Clont®) behandeln.

Merke

Verdacht auf Amoeben besteht immer bei Durchfall nach Auslandsaufenthalten in Ländern mit niedrigem Hygienestandard.

Entamoeba coli und **Jodamoeba bütschlii** werden als apathogen angesehen. Sie können die Darmwand nicht durchdringen.

Blastocystitis hominis und **Entamoeba hartmanni** gelten als fakultativ pathogen.

6.2.2 Lambliasis

Erreger

Lamblia intestinalis
Durchfallerreger

Lamblia intestinalis = Giardia lamblia:
Etwa 10–20 µm große, birnenförmige Parasiten, die an einem Ende mit 8 Geißeln ausgestattet sind. Lamblien können Durchfälle auslösen, wobei besonders bei hohen Parasitenzahlen Lamblien als Ursache anzusehen sind. Übertragung erfolgt über kotkontaminierte Lebensmittel und Wasser. Lamblien sind auch in Europa, v.a. in den warmen Ländern, recht häufig.

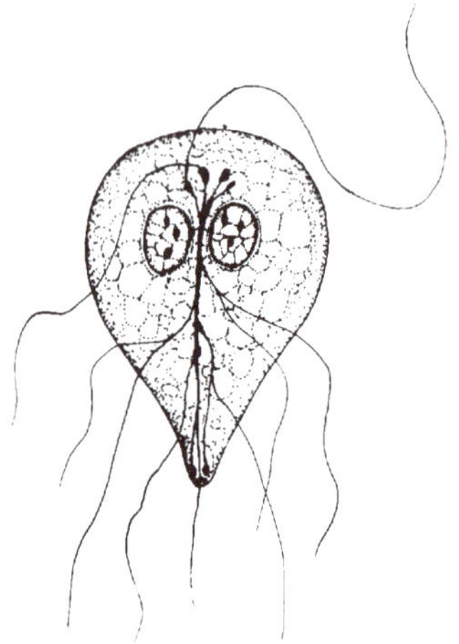

Abb. 6.3 Giardia lamblia

Diagnose und Therapie

- Stuhluntersuchung
- Ggf. Antibiotika.

Direktpräparat des frischen, noch warmen Stuhles herstellen und untersuchen. Bei Bedarf mit Metronidazol (Clont®) behandeln.

6.2.3 Trichomoniasis

Trichomonaden
Sexuell übertragbar.

Trichomonaden, die Erreger der Trichomoniasis, werden sexuell übertragen und bei einer Untersuchung oft übersehen. Sie sind heute in Westeuropa relativ selten, werden aber deutlich häufiger diagnostiziert als die Gonorrhoe.

Mikroskopischer Ausstrich

Diagnose

Im frischen mikroskopischen Ausstrichpräparat lassen sich die Trichomonaden an ihrer torkelnden Bewegung erkennen. Die Diagnose muß der erfahrene Frauenarzt stellen. Im bakteriologischen Labor werden sie so gut wie immer übersehen.

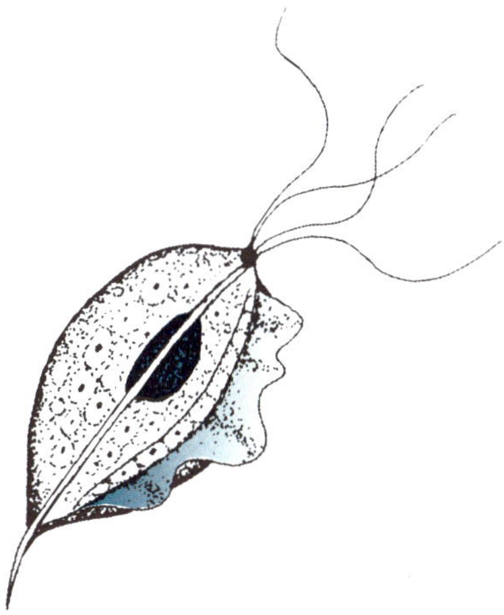

Abb. 6.4 Trichomonade

Kolpitis

Klinik und Therapie

Massive Entzündung der Scheide (Kolpitis) mit extrem vielen Leukozyten im Vaginalabstrich.

Differentialdiagnose: Candida albicans.

- Antibiotika
- Partnerbehandlung.

Anaerobier-Antibiotika, z.B. Metronidazol (Clont®). Eine Partnerbehandlung ist wichtig, um den »Ping-Pong-Effekt« zu vermeiden.

6.2.4 Malaria

Erkrankung und Tod sind meldepflichtig.

Plasmodien

Erreger

Plasmodien sind Protozoen, die durch ihre Vermehrung in den Erythrozyten des Menschen Anämie und rezidivierendes Fieber auslösen. Das Krankheitsbild ist oft chronisch rezidivierend und z.T. lebensbedrohlich.

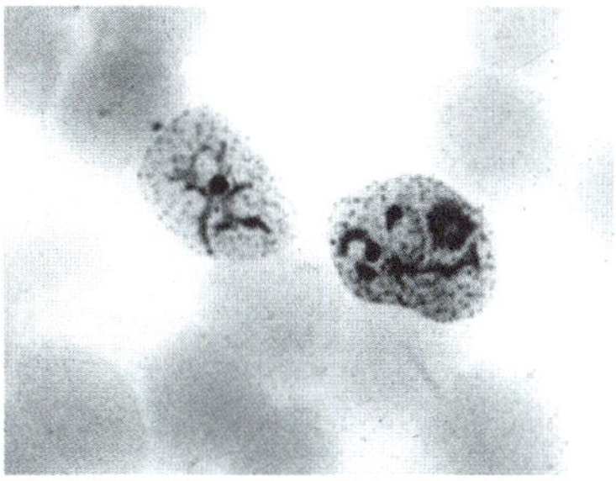

Abb. 6.5
Plasmodium vivax [B 109]

Plasmodien-Arten und Krankheitsbilder:

- **Plasmodium falciparum:** Malaria tropica, immer lebensbedrohlich, Fieber durchgehend oder alle 48 Stunden
- **Plasmodium vivax, Plasmodium ovale:** Malaria tertiana, Fieber alle 48 Stunden
- **Plasmodium malariae:** Malaria quartana, Fieber alle 72 Stunden

Übertragungswege

- Mückenstich
- Blut
- Blutprodukte.

Plasmodien werden nur auf dem Blutweg übertragen, z.B. durch Bluttransfusion oder Nadelstich. Der wichtigste Übertragungsweg ist allerdings der Stich der **Anophelesmücke.** Dementsprechend sind die Malariaendemiegebiete auf den Lebensraum der Anophelesmücke beschränkt: tropische Regionen in Asien, Afrika und Amerika. Touristen bringen die Erkrankung mit nach Europa.

Krankheitsverlauf

Entwicklung der Plasmodien:

- Plasmodien-Eier → Sporozoiten
- Sporozoiten → Leber
- Leber → Merozoiten
- Merozoiten → Gametozyten → Erythrozytenbefall.

- Die **Plasmodien** durchlaufen in der Anophelesmücke eine geschlechtliche Vermehrung.
- Aus den gebildeten Eiern schlüpfen **Sporozoiten,** die beim Mückenstich auf den Menschen übertragen werden.
- Die Sporozoiten erreichen auf dem Blutweg die Leber des Menschen und wandeln sich dort in **Merozoiten** um. Das Krankheitsbild ist in diesem Stadium asymptomatisch und dauert Tage oder Monate, meist 2–4 Wochen.
- Die Merozoiten befallen die Erythrozyten, vermehren sich dort ungeschlechtlich und zerstören die Erythrozyten (Anämie). Je nach Dauer des Vermehrungszyklus (48 Stunden bei Malaria tertiana) kommt es zu rhythmischen Fieberanfällen, wenn die Merozoiten die zerstörten Erythrozyten verlassen.
- Einige der Merozoiten wandeln sich in **Gametozyten** um (Geschlechtsformen), die zurück auf eine Anophelesmücke übertragen werden, wenn die betroffene Person erneut gestochen wird. Der Kreislauf schließt sich.

Klinik

- Periodische Fieberattacken
- Schüttelfrost
- Anämie
- Beschwerdefreie Intervalle
- Ggf. chronischer Verlauf.

Das Leitsymptom der Malaria ist periodisch auftretendes, hohes Fieber und Schüttelfrost von einigen Stunden Dauer. Zwischen den Fieberattacken geht es den Patienten relativ gut.

- Bei der **Malaria tropica** kann ein hoher Prozentsatz der Erythrozyten befallen sein. Die Fieberzacken verlaufen oft unregelmäßig, ohne daß das Fieber ganz abklingt. Die Patienten sind sehr schwach und leiden an schweren Kopfschmerzen. Durch Verklumpung der befallenen Erythrozyten kann es zur Gefäßverschlüssen im Gehirn kommen.
- Bei der **Malaria tertiana und quartana** sind im allgemeinen weniger als 1 % der Erythrozyten befallen, weshalb die Krankheit meist milder verläuft als bei der Malaria tropica und nach etwa 10–30 Tagen spontan ausheilt.

Alle Malariaerreger können bei Nichtbehandlung über Jahre in der Leber oder in Erythrozyten persistieren. Dadurch kann es zu einem erneuten Aufflackern der Krankheitssymptome kommen.

Diagnose

Blutausstrich: dicker Tropfen. In den Giemsa-gefärbten Erythrozyten können die Plasmodien z.B. als »Siegelringe« im Mikroskop gesehen werden.

Therapie

- Resochin®
- HalfanS®
- Lariam®.

Prophylaktisch wird 500 mg Chloroquin (Resochin®) einmal die Woche gegeben, das die Malariaerreger in den Erythrozyten abtötet. Einnahme zwei Wochen vor Tropenaufenthalt bis sechs Wochen nach Rückkehr. Resochin®-resistente Plasmodium-falciparum-Infektionen sprechen auf HalfanS® oder Lariam® an.

6.2.5 Toxoplasmose

Erkrankung und Tod bei angeborener (kongenitaler) Toxoplasmose sind meldepflichtig.

Erreger

Toxoplasma gondii

Toxoplasma gondii, ein 6–8 μm großer, halbmondförmiger Einzeller (Sporozoon), kann alle Warmblüter infizieren und ist weltweit verbreitet. T. gondii vermehrt sich intrazellulär, allerdings nur in kernhaltigen Zellen, also nicht in Erythrozyten.

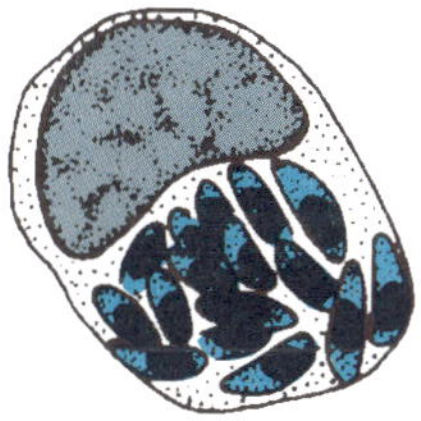

Abb. 6.6 Toxoplasma [C 160]

Die Immunantwort des Wirtes hemmt die Ausbreitung des Erregers, der allerdings in Zystenform (50–150 μm Durchmesser mit vielen Toxoplasmen im Innern) im Körper persistieren kann.

Übertragungwege

- Katzenkot
- Rohes Fleisch.

Geschlechtsformen von T. gondii bilden sich nur in Katzen aus. Katzenkot ist dann mit Eiern infiziert, die monatelang überleben können und auf den Menschen übertragen werden. Außerdem kann T. gondii durch den Verzehr von rohem, zystenhaltigem Fleisch, z.B. Schweinemett, übertragen werden.

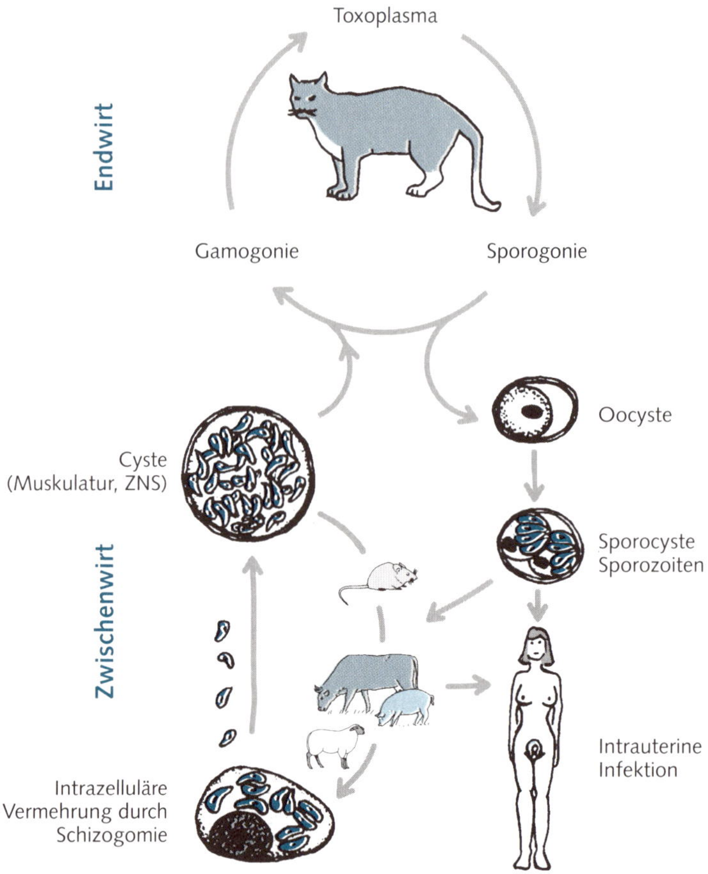

Abb. 6.7 Toxoplasma-Zyklus [B 109, C 156, modifiziert]

Klinik

- Meistens asymptomatisch
- Ggf. mononukleoseähnlich
- Schwere Verläufe bei Immunsuppression.

Die Durchseuchung der Bevölkerung ist hoch, wobei die Infektionen jedoch in der Regel asymptomatisch verlaufen. In Einzelfällen kann es zu einem mononukleoseähnlichen Krankheitsbild kommen. Bei Immungeschwächten, wie AIDS-Kranken, kann es zu chronischen Verläufen mit unklaren Symptomen, wie Durchfall, Kopfschmerz, Anorexie (Appetitlosigkeit, Magersucht) oder sogar zu Meningoenzephalitis, Hepatitis oder Pneumonie kommen.

Schwangerschaft

Bei Erstinfektion: Gefahr für den Fetus.

Bei der Erstinfektion der Schwangeren kommt es zur Aussaat der Toxoplasmen über das Blut und in etwa 35 % zur transplanzentaren Infektion des Feten, seltener des Embryos. Kindstod oder chronische Infektion können die Folge sein.

Die schlimmsten Folgen sind Hirnverkalkung, Hydrozephalus und Erblindung, die sich zum Teil erst im Laufe der ersten Lebensjahre ausbilden können. Die Häufigkeit beträgt etwa 1 : 1 000 Lebendgeburten. Bei der Mutter verläuft die Infektion meist symptomlos.

Merke

Schwangere, die keinen Antikörpertiter gegen Toxoplasmen haben, sollten sich während der Schwangerschaft von Katzen fernhalten und kein rohes Fleisch essen.

6.2.6 Pneumocystis-carinii-Pneumonie (PCP)

Erreger

Pneumocystis carinii

Pneumocystis carinii: 2–5 µm große, vermehrungsfähige Zysten mit je 8 einkernigen »intrazystischen Körperchen« von 1–2 µm Größe. P. carinii ist ein weltweit verbreiteter, opportunistischer Parasit in den Lungen von Mensch und Tier.

Übertragungsweg

Nach Einatmen der Zysten (Tröpfcheninfektion) werden die 8 intrazystischen Körperchen freigesetzt und wandeln sich zu Trophozoiten um, die sich an den Lungenzellen anheften. Zwei Trophozoiten verschmelzen zu einer Zygote, woraus wieder eine Zyste entsteht (infektiöse Form).

Etwa 70 % aller Menschen in Europa infizieren sich schon im Kindesalter, wobei die Infektion bei intaktem Immunsystem ohne Symptome (latent) bleibt.

Klinik

- Latente Infektion
- Manifeste Infektion bei Immunschwäche.

Bei Immungeschwächten (Transplantationspatienten, Krebskranke, AIDS-Kranke, Personen mit chronischer Mangelernährung) kommt es zu einer fieberhaften, chronischen Lungenentzündung mit Husten und Atemnot, die unbehandelt meist zum Tode führt, da die Alveolen (Lungenbläschen) mit P.-carinii-Zysten ausgefüllt sind.

Therapie und Prophylaxe

Antibiotika

Sowohl zur Behandlung als auch zur Prophylaxe, z.B. Inhalationen bei HIV-Infektion, werden Cotrimoxazol und Pentamidin eingesetzt.

7 Pilze

Haut-und Schleimhautinfektionen.
Bei Abwehrschwäche → Organbefall und Gefahr der Pilzsepsis.

Pilze vermögen beim gesunden Menschen nur oberflächliche Infektionen auf der Haut oder Schleimhaut hervorzurufen. Im allgemeinen wird man diese Infektionen nur äußerlich mit Antimykotika behandeln. Bei ausgeprägter Abwehrschwäche können manche Pilzarten ins Blut vordringen und zum Befall innerer Organe führen: z.B. Lunge, Herz, Hirn und Peritoneum. Werden Pilze im Urin gefunden, sollte an die Möglichkeit einer Pilzsepsis gedacht werden und eine Blutkultur abgenommen werden. Harmlose Pilzbesiedlung und Invasion des Körpers kann man durch den Nachweis hoher Antikörpertiter im Blut unterscheiden.

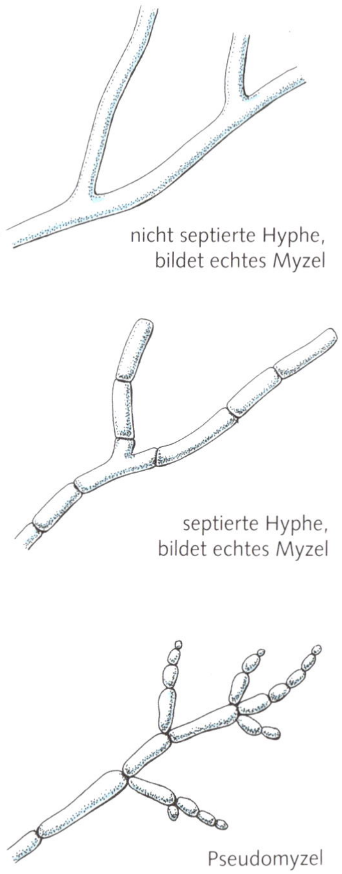

Abb. 7.1 Pilzhyphen

7.1 Aufbau und Einteilung

Einteilung in:
- **D**ermatophyten
- **H**efen
- **S**chimmelpilze.

Erscheinungsformen der Pilze.

Das Erscheinungsbild von Pilzen ist vielgestaltig. Es gibt einzellige Pilze, die aber, im Gegensatz zu den Bakterien, einen echten Zellkern besitzen. Die meisten Pilze bestehen hingegen aus komplexen Strukturen, da sie Zellverbände aus sich verzweigenden Pilzfäden (Hyphen) bilden.

Fadenpilze

Fadenpilze lagern sich mit ihren Zellen (Hyphen) zu langen, verzweigten Ketten (Myzel) zusammen, wobei zwischen den Hyphen Zwischenwände (Septen) ausgebildet werden können.

Hefen

Hefen können einerseits als eiförmige Einzelzellen (Hefeform) vorliegen oder aber diese Einzelzellen können sich in die Länge strecken und hintereinanderlagern und Verzweigungen bilden (Pseudomyzel). Die Pseudomyzelien der Candida albicans durchbohren die Zellen des Menschen, z.B. im Verdauungstrakt, in der Vagina und Haut, und lösen dadurch eine massive Entzündungsreaktion aus mit Jucken, Brennen, Rötung, Leukozytenanhäufung.

Das in der Medizin verwendete D-H-S-System

Gruppe	Beispiel
Dermatophyten	Trichophyton, Microsporon
Hefen (Sproßpilze)	Candida albicans, Cryptococcus
Schimmelpilze	Aspergillus

7.2 Pilzerkrankungen

7.2.1 Hautpilz- und Nagelpilz-Infektionen

Dermatophyten

Pilze, die Haare, Nägel und Haut infizieren, nennt man **Dermatophyten.** Sie gehören zu den Fadenpilzen und bilden durch Pilzfäden Myzele aus, nach deren Aussehen man sie differenzieren kann.

Merke

Feuchtigkeit in Hautfalten begünstigt generell die Entstehung einer Mykose (Pilzerkrankung).

Trichophyton als Erreger

- Fußpilz
- Nagelpilz.

- **Übertragung:** besonders in Schwimmbädern
- **Krankheitsbild:** Fußpilz, Nagelinfektion

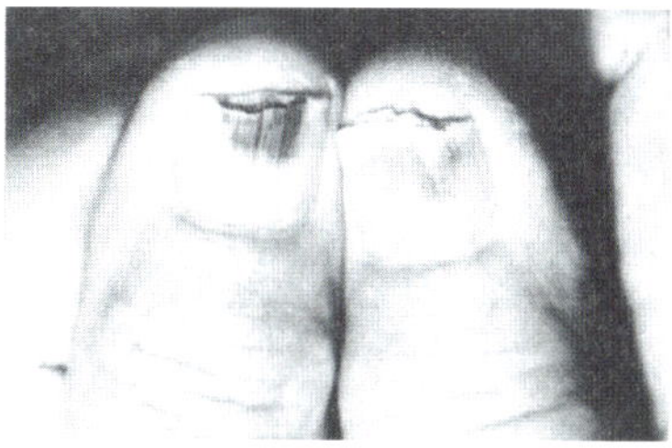

Abb. 7.2 Nagelmykose

- **Therapie:** lokal z.B. Clotrimazol (Canesten®), in schweren Fällen Griseofulvin oral.

Microsporon als Erreger

Haarausfall

- Hochinfektiös
- **Krankheitsbild:** befällt die Haare, die 1 mm über der Kopfhaut abbrechen, aber später nachwachsen
- **Therapie:** lokal z.B. Clotrimazol (Canesten®), in schweren Fällen Griseofulvin oral.

7.2.2 Sproßpilzinfektionen

Kandidosen

Hefepilze
Candida albicans

Erreger

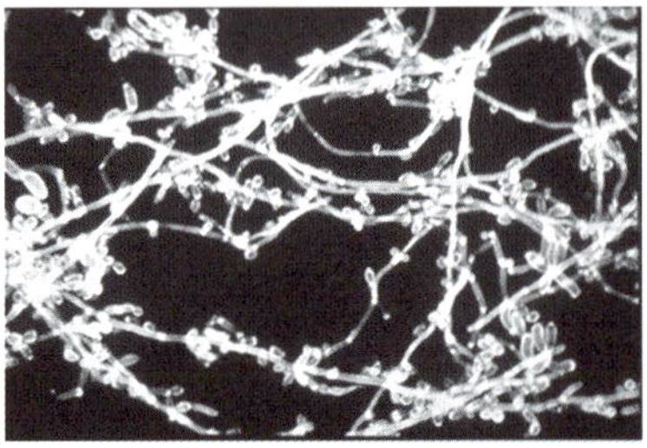

Abb. 7.3 Candida albicans

Kandidosen werden durch **Candida albicans** hervorgerufen. Dieser Pilz ist der bedeutenste Vertreter unter den Hefen, da er 90 % aller Hefepilzinfektionen ausmacht. Hefen werden auch Sproßpilze genannt. Sie haben eine eiförmige Form, sind etwa 5 µm lang, 4 µm breit und grampositiv. Candida albicans vermehrt sich durch Sprossung, d.h. eine neue Hefezelle wächst aus der Mutterzelle heraus. Sie sind im Mikroskop leicht in der 40er Vergrößerung zu erkennen. Die Zellen sind größer als Bakterien und kleiner als Erythrozyten.

Klinik

- Soor
- Kolpitis
- Dermatitis.

Die Infektion erfolgt immer endogen aus dem Verdauungstrakt des betroffenen Patienten, dessen Besiedlung mit Candida albicans physiologisch ist.

Mundsoor Weißer Zungenbelag. Pseudomyzelien bohren sich in die Zungenoberflächenzellen. Mundsoor tritt vor allem bei Immunschwäche auf.

Candida-Kolpitis Infektion und Entzündung der Scheide durch C. albicans. Da die Scheide kaum schmerzempfindlich ist, treten bei der Patientin lediglich Rötung und Brennen beim Wasserlassen auf, aber nicht gehäuftes Wasserlassen wie bei Harnweginfekten. Die Infektion wird durch Stuhlreste im Analbereich begünstigt. Der männliche Partner infiziert sich höchstens kurzfristig und wirkt nicht als Überträger: rein endogene Infektion. Schwangerschaft und die Einnahme von Kontrazeptiva begünstigen eine Infektion mit C. albicans.

Windeldermatitis Mit starker Rötung und Schmerzen im gesamten Windelbereich.

Pflege

Hierbei handelt es sich immer um einen Pflegefehler. Die Windel muß sofort nach Defäkation gewechselt werden, und der Popo des Säuglings muß mit Wasser und evtl. Seife (nicht nur mit Öl) mehrmals abgewaschen und sorgfältig getrocknet werden, dann erst ggf. ölen. Wenn möglich, sollten die betroffenen Hautareale der Luft ausgesetzt werden, z.B. das Kind stundenweise ohne Windeln liegen und spielen lassen.

Candida-albicans-Infektion Tritt häufig bei Adipösen in den Hautfalten auf, z.B. unter den Brüsten und in der Leistengegend.

Pflege

Nach dem Waschen Hautfalten sorgfältig trocknen und ggf. Kompressen einlegen.

Diagnose

Candida albicans ist meist im Sputum und im Stuhl auzutreffen. Hier haben nur Keimzahlen um 1 000 000/ml pathogene Bedeutung. Dagegen muß im Urin bei mehr als 1 000 Hefen/ml immer mit einer Blutkultur und Bestimmen des Antikörpertiters eine Candidasepsis ausgeschlossen werden.

Therapie

Antimykotika

Die Behandlung erfolgt lokal mit Clotrimazol (Nystatin®, Canesten®), systemisch mit Fluconazol (Fungata®, nicht bei Kindern). Eine weitgehend zuckerfreie Ernährung stellt keine sinnvolle Prophylaxe gegen Infektionen dar, da C. albicans seinen Zuckerbedarf aus Zuckereinlagerungen der Körperzellen (bei Vaginalzellen östrogenabhängig) bezieht, nicht jedoch aus der Nahrung.

Cryptococcus neoformans als Erreger

Gefährlich bei Immunschwäche

Zu den Sproßpilzen gehört auch Cryptococcus neoformans. Eine Infektion erfolgt exogen über Staub, Vogelkot oder Milch. Bei Abwehrschwäche, besonders bei AIDS-Kranken, kann es zur Pneumonie oder sogar zur Meningoenzephalitis kommen.

7.2.3 Schimmelpilz-Infektionen

- Aspergillus
- Mucor.

→ Befall vorgeschädigter Organe
→ Granulombildung
→ Allergische Reaktionen.

Weitverbreitete Saprophyten, z.B. auf Brot und anderen Lebensmitteln, die z.T. Antibiotika (Penicillin) oder Gifte (Aflatoxin) bilden. Von Bedeutung sind vor allem Aspergillus-Arten und Pilze aus der Ordnung Mucorales. Fast alle Schimmelpilze sind nur fakultativ pathogen, erlangen also in erster Linie bei abwehrgeschwächten Patienten Bedeutung.

Aspergillus als Erreger

Erreger von **Lungenmykosen, Ohrmykosen** oder **Hautmykosen** bei vorgeschädigten Organen. Sein Vorkommen in Blumenerde erklärt, warum keine Topfpflanzen in Krankenzimmer gebracht werden dürfen.

Besonders in der Lunge kann sich auch eine granulomatöse Entzündung entwickeln, **Aspergillom** genannt. Häufig liegen die Aspergillome in Kavernen, z.B. nach Tuberkulose.

Auch **allergische** Reaktionen werden, vor allem von Aspergillus fumigatus, verursacht.

Der Pilz läßt sich im histologischen Präparat nachweisen, zur Artbestimmung ist allerdings eine Kultur erforderlich.

Ordnung Mucorales

Infektionen durch Mucorales werden als Mucormykosen zusammengefaßt. Besonders bei Diabetikern und Chemotherapie-Patienten treten Nasenmykosen auf; von dort aus dringen die Erreger ins Gehirn oder die Lunge vor.

8 Würmer

8.1 Übersicht

Helminthen (Würmer) sind vielzellige Lebewesen. Wurmerkrankungen sind in der Dritten Welt weitverbreitet als Zeichen ungenügender hygienischer Verhältnisse. Der chronische Wurmbefall trägt wohl wesentlich zur verkürzten Lebenserwartung der dortigen Bevölkerung bei.

Im folgenden werden nur diejenigen Wurmarten erwähnt, die in unseren Breiten Bedeutung haben.

Einteilung der medizinisch bedeutsamen Würmer

Parasitische Vertreter	Bemerkungen
	Saugwürmer = Trematoden
Leberegel (Fasciola)	infiziert weltweit Hauswiederkäuer, selten beim Menschen
Lungenegel (Paragonimus)	20 Millionen Infizierte weltweit
Pärchenegel (Schistosoma)	200 Millionen Infizierte in den Tropen, verursacht die Bilharziose
	Bandwürmer = Cestoden
Rinder-, Schweine- und Fischbandwurm (Taenia)	weltweit über 40 Millionen Infizierte
Hunde-, Fuchsbandwurm (Echinococcus)	vor allem nördliche Hemisphäre, auch Deutschland, Schweiz
	Fadenwürmer = Nematoden
Spulwurm (Ascaris)	feuchtwarme Gebiete mit schlechter Hygiene, weltweit 1 Milliarde infiziert, 20 000 Tote jährlich
Madenwurm (Enterobius)	weltweit verbreitet, harmlos
Hakenwurm (Ancylostoma)	Subtropen, ca. 1 Milliarde Infizierte, massiver Darmbefall bedingt Anämie, Absorptionsstörungen
Trichinen (Trichinella)	vor allem Nordhalbkugel, epidemisches Auftreten
Wucheria	Tropen, 100 Millionen Infizierte, Erreger der Elephantiasis

8.2 Wurmerkrankungen

8.2.1 Schweine- und Rinderbandwurm

- Taenia saginata
- Taenia solium.
- Übertragung: Rohes Fleisch
→ Magen-Darm-Störungen
- Lange Persistenz
- Antihelminthika.

Taenia saginata (Rinderbandwurm) und **Taenia solium** (Schweinebandwurm) sind weltweit verbreitet. Die Larven (Finnen) befallen beim Rind bzw. Schwein (Zwischenwirte) die Muskulatur und Organe. Beim Genuß von rohem Fleisch befallener Tiere gelangen die Finnen in den Darm des Menschen, dem Endwirt, in dem sie zu geschlechtsreifen Würmern von mehreren Metern Länge heranwachsen: T. saginata 9–15 m, T. solium 2–7 m.

Die Eier dieser Würmer werden über den Kot ausgeschieden und vom Rind oder Schwein aufgenommen, wo die Larven im Darm schlüpfen.

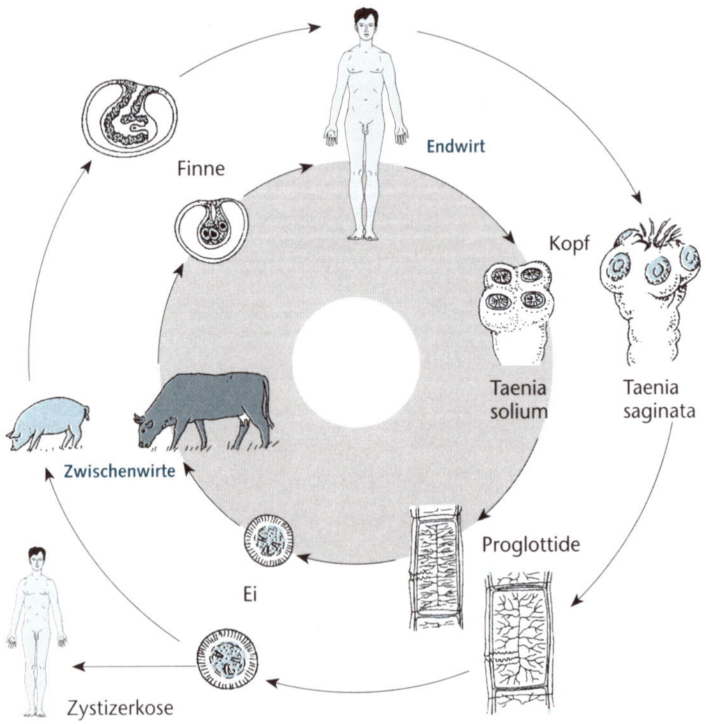

Abb. 8.1
Bandwurmzyklus

- **Diagnose:** gravide, bewegliche Bandwurmglieder im Stuhl, ~ 1 x 0,7 cm groß.
- **Klinik:** Gewichtsverlust begleitet von Magen-Darm-Störungen. Die Würmer können über viele Jahre im Darm persistieren.
- **Therapie:** Pranziquantel (Cesol®).
- **Prophylaxe:** kein rohes Fleisch essen, Hackfleisch 24 Stunden tiefgefrieren.

8.2.2 Hunde- und Fuchsbandwurm

- Ecchinococcus cysticus/granulosus
- Ecchinococcus multilocularis.
- Übertragung: kontaminierte Lebensmittel
- Lange Persistenz
→ Leberzysten
- Antihelminthika.

Der normale Wirtswechsel von **Echinococcus granulosus** (Hundebandwurm) vollzieht sich zwischen Hund (Endwirt) und Schaf (Zwischenwirt), der von **Echinococcus multilocularis** (Fuchsbandwurm) zwischen Fuchs oder Katze (Endwirte) und Maus (Zwischenwirt).

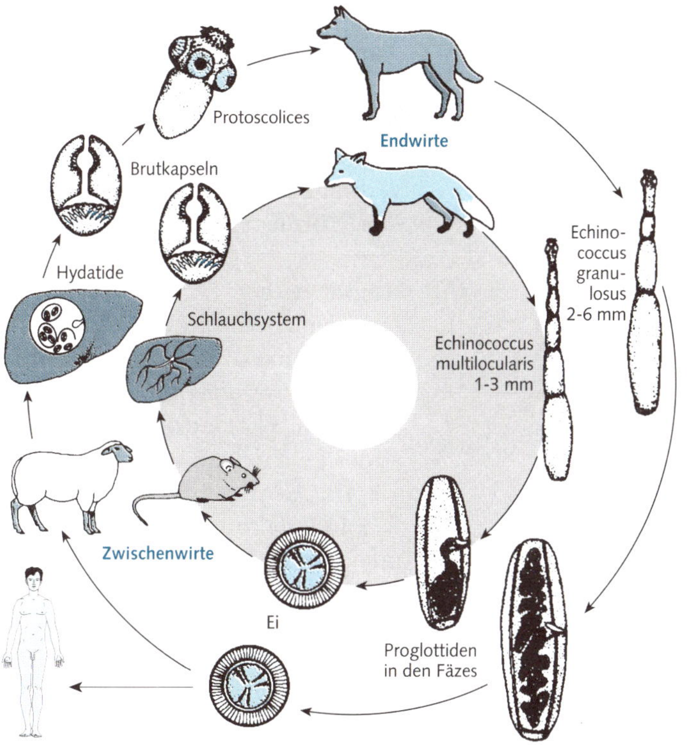

Abb. 8.2
Echinococcus-Zyklus

Endemiegebiet sind z.B. Baden-Württemberg sowie Österreich und die Schweiz. Die Eier können u.a. durch ungereinigte Waldbeeren, die mit Hunde-, Katzen- oder Fuchskot verunreinigt sind, auf den Menschen übertragen werden. Dadurch wird der Mensch zum Zwischenwirt, d.h. in ihm schlüpfen die Larven aus den Eiern und dringen ins Gewebe ein, vorwiegend in die Leber. Die Inkubationszeit kann viele Jahre betragen.

Klinik

Die Larven von E. granulosus führen zur Zystenbildung (flüssigkeitsgefüllte Hohlräume) in der Leber. Diese Zysten können so groß werden, daß sie zur Druckatrophie der Leber führen: Operationsindikation. Geplatzte Zysten sind für den Patienten hochinfektiös.

Die Larven von E. multilocularis bilden kleinere, aber in der Leber krebsartig wuchernde Zysten aus. Die operative Entfernung ist kaum möglich. Die Krankheit führt oft zum Tode.

Diagnose und Therapie

Sonographie der Leber und serologische Blutuntersuchung.

Operation oder Behandlung mit Mebendazol (Vermox®) über lange Zeit und in hoher Dosierung.

8.2.3 Madenwürmer (Oxyuren)

Enterobius vermicularis
- Übertragung: Schmierinfektion
→ Proktitis
- Antihelminthika.

Befall mit **Enterobius vermicularis** ist eine, v.a. bei Schulkindern verbreitete, harmlose Wurmkrankheit. Die weißlich aussehenden Würmer sind etwa 1 cm lang.

Übertragungsweg

Die Weibchen wandern, starkes Jucken verursachend, aus der Analöffnung des Menschen und legen perianal Tausende von Eiern ab. Aus diesen schlüpfen schon 6 Stunden später infektionstüchtige Larven. Die Larven werden oral aufgenommen und entwickeln sich im Darm zu neuen geschlechtsreifen Würmern.

Die Übertragung erfolgt von Mensch zu Mensch durch Schmierinfektion, häufig kommt es auch zu anal-oralen Selbstinfektionen. Verbreitung in der ganzen Familie.

Diagnose und Therapie

Mikroskopischer Nachweis von Eiern im Analabstrich, z.B. mit durchsichtigem Klebestreifen, perianal abgenommen.

Mittel der Wahl zur Behandlung ist Mebendazol (Vermox®). Die ganze Familie sollte behandelt werden.

8.2.4 Spulwürmer

Ascaris lumbricoides
- Übertragung: kontaminierte Lebensmittel
→ Bauchschmerz
→ Unruhe
→ Ggf. Ileus
- Antihelminthika.

Ascaris lumbricoides ist, wie der Madenwurm, weltweit verbreitet, aber bevorzugt in warmen Ländern. Anders als beim Madenwurm müssen die Spulwurmeier im Freien über einige Wochen reifen, bevor infektionstüchtige Larven schlüpfen können. Die Außentemperatur darf nicht zu niedrig sein. Der Spulwurm ist gelb-weißlich und bis zu 30 cm lang.

Übertragungsweg

Die Infektion erfolgt durch Spulwurmeier aus menschlichen Fäkalien, verseuchtem Salat oder Gemüse. Eine direkte Übertragung von Mensch zu Mensch findet nicht statt. Die im Dünndarm aus den Larven geschlüpften Würmer wandern übers Blut durch Leber, Herz und Lunge und anschließend über die Luftröhre in den Rachenraum, wo sie erneut verschluckt werden und im Darm Eier legen.

Klinik

Die Lungenpassage verläuft meist symptomarm, das Blutbild ist eosinophil. Der Wurmbefall im Darm führt zu Leibschmerzen, Unruhe, Schlaflosigkeit und in einzelnen Fällen zum Darmverschluß (Ileus), wobei die Würmer aus Mund und Nase erbrochen werden.

Therapie und Prophylaxe

Zur Therapie gibt man Mebendazol (Vermox®). Zur Vorbeugung: Abwasserhygiene, Waschen von Salat, Kochen von Lebensmitteln.

8.2.5 Trichinen

Trichinella spiralis
- Übertragung: rohes Fleisch
→ Muskelschmerzen
→ Darmstörungen
→ Allergie
- Biopsie
- Antihelminthika.

Trichinella spiralis entwickelt sich nur innerhalb ihres Wirtes (Schlachttiere, wildlebende Fleischfresser) und sind weltweit verbreitet. Trichinen werden 1–4 mm lang.

Übertragungsweg

Verzehr von rohem (Schweinemett) oder zu wenig erhitztem Fleisch. Dank sorgfältiger Kontrollen sind Infektionen selten geworden. Dennoch treten auch in Westeuropa noch zeitweise Epidemien auf.

Klinik

Trichinen dringen vom Darm über das Blut in die Muskulatur vor, wo sie von Bindegewebe umgeben (Trichinenkapsel) jahrzehntelang überleben können.

Trichinellose:
Muskelschmerzen, Eosinophilie, Allergie mit Ödemen, Darmstörungen, evtl. tödlicher Ausgang.

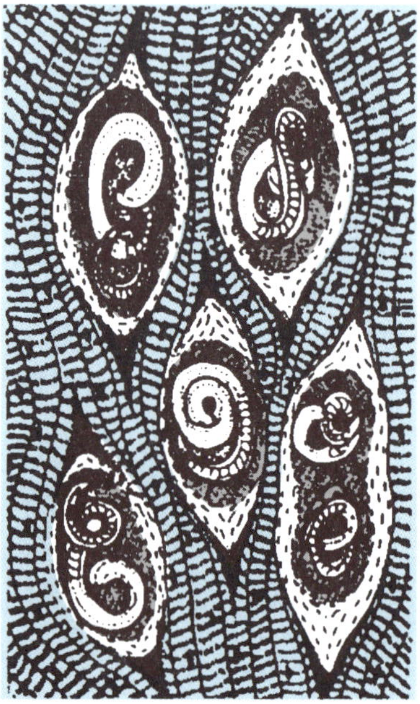

Abb. 8.3 Trichinen

Diagnose, Therapie und Prophylaxe

Zur Diagnose einer Trichinellose wird eine **Biopsie** (Fleischbeschau) durchgeführt oder das Blut wird auf Antikörper gegen Trichinen untersucht.

Therapie mit Mebendazol (Vermox®). Zur Prophylaxe Fleisch auf mindestens 60 °C erhitzen.

9 Gliedertiere

Einteilung und Vorkommen

Die Arthropoden (Gliedertiere) werden unterteilt in **Spinnentiere,** wie Milben und Zecken, die 8 Beinen besitzen, und **Insekten,** z.B. Flöhe, Läuse, Wanzen, mit 6 Beinen.

Besonders bei fehlender Hygiene, z.B. bei Obdachlosen und dichten Menschenansammlungen (Slums, Armensiedlungen, Soldaten während der Weltkriege), befallen Krätzmilben, Flöhe, Läuse und Wanzen den Menschen, wobei sie zum Teil schwere Erkrankungen übertragen können (☞ 11). Bei Auftreten von Krätzmilben, Flöhen oder Läusen ist das Gesundheitsamt zu informieren.

9.1 Spinnentiere

9.1.1 Milben

- Sarcoptes scabiei → Krätze
- Hausmilbe → Allergie
- Gartenmilbe → Hautrötung, Juckreiz.

Milben (Größe 300–400 µm) sind überall verbreitet. Viele Arten befallen Tiere und legen dort Eier ab. Nur eine Milbenart (Sarcoptes scabiei) kann den Menschen sowohl befallen als auch Eier in den Hautgängen ablegen.

- Die sogenannte **Hausmilbe** befällt den Menschen nicht, wird aber für allergische Erscheinungen (Hausstauballergie) wie Asthma und Hautrötungen verantwortlich gemacht. Ihr Kot löst die Allergie aus.
- **Gartenmilben** treten im Spätsommer auf. Nach Aufenthalten im Garten kommt es zu Hautrötungen, die Ekzemen ähneln können, besonders an kleiderbedeckten Stellen, z.B. Leistengegend, Brüste. Die Hauterscheinungen sind durch tunnelartige Milbengänge bedingt. Da diese Milbenart zwar den Menschen befällt, aber keine Eier in den Hautgängen ablegt, sich also nicht vermehrt, heilt die Krankheit unter z.T. starkem Juckreiz nach 1–3 Wochen von selbst ab.

Krätze

Diese Erkrankung wird durch **Sarcoptes scabiei** (Krätzmilben) hervorgerufen. Diese Milbe gräbt Hautgänge in Hände, Brustwarzen, Gürtelgegend, Gesäß und legt dort Eier ab. Die Übertragung erfolgt von Mensch zu Mensch. Starker Juckreiz, Allergie und Superinfektion sind die Folge. Die Krankheit bleibt unbehandelt über Jahre bestehen.

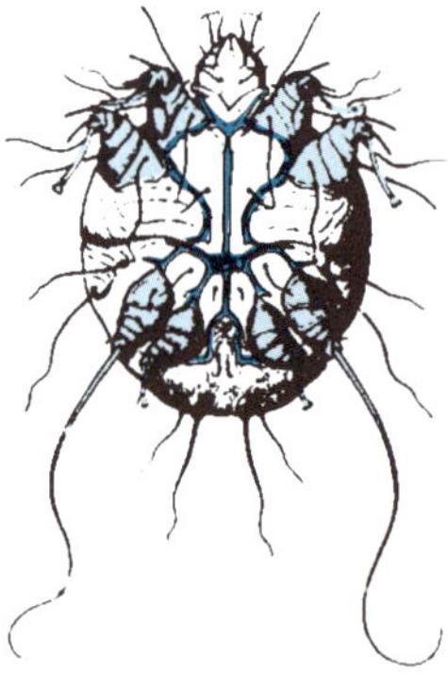

Abb. 9.1 Krätzmilbe

Therapie Antiscabiosum Creme, Lindan.

9.1.2 Zecken

Zeckenkrankheiten:
- Borreliose
- FSME.

Besonders in den Waldgebieten Süddeutschlands, der Schweiz und Österreichs treten Zecken (Holzböcke) endemisch auf, die Borreliose (☞ 4.8.3) und FSME (☞ 5.2.) übertragen. Allerdings wird nicht unbedingt mit jedem Zeckenstich eine der genannten Infektionen übertragen.

Therapie und Prophylaxe

- Zecke entfernen
- Ggf. Schutzimpfung
- Ggf. Antibiotika.

Die Zecke muß durch vorsichtiges Herausdrehen oder Wackeln aus der Haut entfernt werden. Da der Stachel keine Windung hat, ist die Regel »gegen den Uhrzeigersinn« überholt. Manipulationen, wie Beträufeln mit Öl, vermeiden, da die Zecke dann leicht ihren Darminhalt mit den Bakterien und Viren erbricht.

In Endemiegebieten bei Waldarbeitern Schutzimpfung gegen FSME.

Bei ringförmig sich um den Einstich ausbreitendem Exanthem, das in der Mitte abblaßt und über mehr als eine Woche besteht, liegt eine Borreliose vor. Therapie hochdosiert mit Penicillin oder Tetrazyklin.

9.2 Insekten

9.2.1 Flöhe

Pulex irritans
- Wichtiger Krankheitsüberträger

→ Juckende Papeln
- Insektizide.

Pulex irritans (Menschenfloh) wird bis zu 4 mm groß.

Flöhe legen ihre Eier in Lagerstätten von Haustieren ab. Sie saugen Blut bei Mensch und Haustier, wobei sie den Wirt häufig wechseln und so alle Erreger im Blut des einen Wirtes auf den anderen übertragen können, z.B. die Pest (Rattenfloh) oder den Hundebandwurm (Hundefloh). Flohstiche liegen oft in Reihen (Flohstraßen) und zeigen sich als juckende Papeln.

Bekämpfung: Vernichtung von Ratten und Mäusen, Tötung der Flöhe und Larven durch Insektizide. Haustierlagerstätten und Fell der Wirtstiere nicht vergessen.

9.2.2 Läuse

- Haar- und Hautbefall

→ Starker Juckreiz
- Bessere Hygiene.

- **Kopfläuse** (Größe 1–4 mm) sind gar nicht selten in Kindergärten oder Schulen zu finden. Sie werden durch Kämme oder Mützen übertragen. Die Eier (Nissen) kleben an den Haaren und reifen nach 3–14 Tagen. Sie sind mit dem bloßen Auge oder der Lupe zu erkennen. Hauptsymptom ist intensiver Juckreiz.
- **Filzläuse** und ihre Eier sind im behaarten Anogenitalbereich zu finden. Sie werden beim Geschlechtsverkehr übertragen. Befall äußert sich durch Juckreiz. Die Folge ist Dermatitis durch Kratzen.
- **Kleiderläuse** legen ihre Eier in Kleidersäumen ab. Ihre Bisse, besonders in Schulter, Abdomen und Gesäß, sind stark juckend, so daß durch Kratzen häufig eine bakterielle Superinfektion entsteht. Der Kot kann Rickettsien enthalten und somit infektiös sein. Voraussetzung für die Ausbreitung der von Kleiderläusen übertragenen Erkrankungen ist enges Zusammenleben unter schlechten hygienischen Bedingungen.

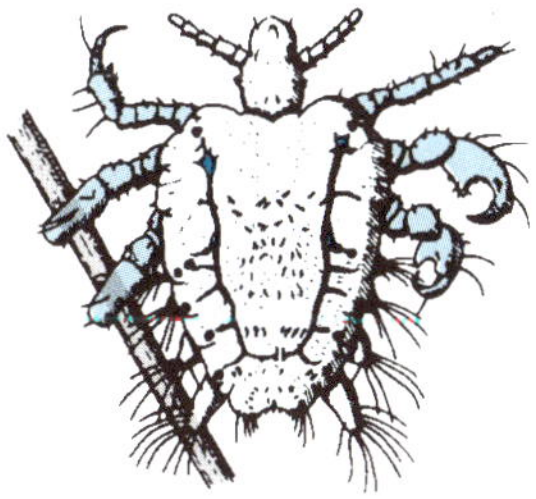

Abb. 9.2 Filzlaus

Therapie

Nissen auskämmen, Kämme wechseln, Kleider desinfizieren, Lindan-Gel (Jacutin®), Goldgeist forte, Hexachlorcylohexan-Shampoo.

9.2.3 Wanzen

Cimex lectularis
- Unangenahmer Geruch
- Unterschiedlich starke Symptome
- Papeln
- Insektizide.

In Europa ist **Cimex lectularis** (Bettwanze) weit verbreitet. Bettwanzen haben eine Länge von 5–8 mm und einen rotbraunen, abgeplatteten Körper.

Tagsüber leben sie verborgen hinter Tapeten, Schränken und unter Matratzen. Aufgrund ihrer Stinkdrüsen verbreiten sie einen unangenehmen Geruch. Wanzeneier und Kotspuren sind auf Bettzeug und Tapeten zu finden. Durch die Körperwärme angezogen, stechen die Bettwanzen den Menschen, wobei die Reaktion auf den Stich vom Sensibilisierungsgrad des Menschen abhängt: schmerzfrei bis stark juckende, gruppierte Papeln. Bettwanzen übertragen praktisch keine Krankheiten.

Bekämpfung: Insektizide in Wanzenverstecke, Wanzenabwehrcreme auf der Haut.

10 Schutzimpfungen

10.1 Schutzimpfungen für Kinder

Impfkalender für Kinder

Neugeborene	Tuberkulose	nur bei erhöhter Tuberkuloseverbreitung in der Umgebung des Säuglings
ab 3. Lebensmonat	Diphtherie-Tetanus	Impfung mit Toxoid, 2 x im Abstand von 4–8 Wochen
	Keuchhusten	Totimpfstoff, 3 x im Abstand von 4–6 Wochen und 1 x ein Jahr später in Verbindung mit Diphtherie-Tetanus (DPT-Impfstoff)
	Haemophilus influenzae Typ B	2 x kombiniert mit 1. und 3. DPT-Impfung
	Kinderlähmung	Lebendimpfung, 2 x Schluckimpfung im Abstand von mindestens 4–6 Wochen
ab 15. Lebensmonat	Masern-Mumps-Röteln	Lebendimpfung, 1 x als Kombination
	Diphtherie-Tetanus	3. Impfung in Kombination mit H. influenzae Typ B
	Kinderlähmung	3. Schluckimpfung
6. Lebensjahr	Diphtherie	Auffrischimpfung
10. Lebensjahr	Kinderlähmung	Auffrischimpfung
	Diphtherie-Tetanus	Auffrischimpfung
12. Lebensjahr	Rötelnimpfung	für alle Mädchen, auch wenn schon als Kleinkind geimpft!
alle 10 Jahre	Kinderlähmung	Auffrischimpfung
	Diphtherie-Tetanus	Auffrischimpfung

10.2 Schutzimpfungen für Erwachsene

Bei Auslandsreisen

- **Gelbfieber:** vorgeschrieben bei Reisen in tropische Gebiete Afrikas oder Südamerikas; Lebendimpfstoff, 1 x Impfung, Auffrischung nach 10 Jahren
- **Cholera:** bei Reisen nach Asien und Afrika, nicht vorgeschrieben. Nebenwirkungen möglich, nur bedingter Schutz für 6 Monate; Totimpfstoff, 2 x im Abstand von 1–3 Wochen
- **Typhus:** bei Reisen in Länder mit schlechten hygienischen Verhältnissen empfehlenswert; orale Lebendimpfung, 3 x in zweitägigem Abstand, nicht zusammen mit Malariaprophylaxe oder Polioimpfung. Schutz für 1–2 Jahre
- **Hepatitis A:** seit 1992 Aktivimpfung möglich
- **Polio und Tetanus:** Auffrischimpfungen.

Bei erhöhtem Infektionsrisiko

- **Hepatitis B:** bei medizinischem Personal, Dialysepatienten etc. indiziert; gereinigtes HbsAg, 3 x, Zweitimpfung nach 4 Wochen, Drittimpfung nach 6 Monaten. Auffrischung alle 3–5 Jahre
- **FSME:** bei Waldarbeitern indiziert. Totimpfstoff, Impfschema wie bei Hepatitis B
- **Tollwut:** bei Tierärzten und Waldarbeitern indiziert; Totimpfstoff, Impfschema ähnlich wie bei Hepatitis.

Merke Nach erfolgter Infektion ohne vorherigen Impfschutz sollte bei Hepatitis B, FSME und Tollwut zugleich aktiv und passiv geimpft werden.

Bei Abwehrschwäche

- **Influenza:** indiziert bei älteren Menschen über 60 Jahre oder Patienten mit abwehrschwächenden Grunderkrankungen. Totimpfstoff, Auffrischung jedes Jahr im Herbst
- **Varizellen:** indiziert bei Leukämiepatienten, die noch keine Antikörper gegen Varizellen besitzen; Lebendimpfstoff, 1 x Impfung
- **Pneumokokken:** indiziert nach Herausnahme der Milz, bei chronischen Leiden an Organen wie Herz, Leber, Niere oder Lunge. Totimpfstoff, Auffrischung alle 3–5 Jahre.

11 Tabellenanhang

Normale Bakterienflora des Menschen

Mikroorganismen	Mikrobiotope				
	Haut	Mundhöhle	Darm	oberer Respirationstrakt	Genitaltrakt
Staphylokokken	+++	+	+	+	(+)
Enterokokken			+		(+)
Vergrünende Streptokokken	+	+++	+	+	(+)
Anaerobe Kokken		+	+		(+)
Pneumokokken		+		+	
Apathogene Neisserien		+		+	
Corynebakterien	+	+	+	+	
Propionibakterien	+				
Bazillen	(+)				
Lactobazillen		+	+		+++
Clostridien			+++		(+)
Aktinomyzeten		+++			(+)
Apathogene Mykobakterien	(+)			+	(+)
Haemophilus		+		+	(+)
Enterobakterien		(+)	+++	(+)	(+)
Pseudomonas			+		
Bacteroides		+++	+++	+++	(+)
Spirochäten		+		+	(+)
Mykoplasmen		+	+	+	+
Gardnerella					(+)
Pilze (Hefen)	(+)	+	+	+	+
Entamoeba, Giardia, Trichomonas			+	+	

(+) = gelegentlich, + = mäßig, ++ = häufig, +++ = zahlreich,
(mod. nach Kayser FH et al., Med. Mikrobiologie, 8. Auflage, 1993)

Durch Tiere übertragene Krankheiten

Überträger	Übertragungsweg	Übertragener Erreger	Abk.	Krankheit
Rattenfloh	Flohstich	Yersinia pestis	B	Pest
Nutz- und Waldtiere	Kot, Milch, Käse	Listeria monocytogenes	B	Listeriose
Mücken (Anopheles)	Mückenstich	Plasmodien	P	Malaria
Mücken (Aedes u.a.)	Mückenstich	Gelbfiebervirus Wucheria bancrofti	V W	Gelbfieber Elephantiasis
Fliegen	Fliegenstich	Trypanosomen	P	Schlafkrankheit
Fliegen	mechanische Übertragung von Kot auf Lebensmittel	verschiedene Bakterien und Viren		u.a. Poliomyelitis Solmonellosen Cholera
Zecken	Zeckenstich	FSME-Virus	V	Hirnhautentzündung FSME
Zecken	Zeckenstich	Borrelia burgdorferi	B	Borreliose
Katzen	Katzenkot	Toxoplasma gondii	P	Toxoplasmose
Vögel	Einatmen von aufgewirbeltem Vogelmist	Chlamydia psittaci	B	Papageienkrankheit (Ornithose)
Kopf- und Kleiderlaus	Läusekot	Rickettsien	B	Fleckfieber
Fisch	Verzehr rohen Fisches	Diphyllobothrium latum	W	Fischbandwurm
Hund	Eier im Kot (verschmutzte Beeren, Lecken des Hundes)	Hundebandwurm: Echinococcus granulosus	W	Zystische Echinokokkose
Fuchs	Eier im Kot (verschmutzte Beeren)	Fuchsbandwurm: Echinococcus multilocularis	W	Alveoläre Echinokokkose
Fuchs, Hund	Biß oder Berührung des Tieres	Tollwutvirus	V	Tollwut
Rind	Verzehr rohen Fleisches (z.B. Mett)	Rinderbandwurm: Taenia saginata	W	Taeniasis
Schwein	Verzehr rohen Fleisches (z.B. Mett)	Schweinebandwurm: Taenia solium	W	Taeniasis
Schwein	Verzehr rohen Fleisches (z.B. Mett)	Trichinella spiralis	W	Trichin(ell)ose
Rind	Milch	Mycobacterium bovis	B	Tuberkulose
Nutztiere (Hühner), Eier	Verzehr unzureichend erhitzten Fleisches, rohe Eier	Enteritis-Salmonellen	B	Salmonellose

B = Bakterien, V = Viren, P = Protozoen, W = Würmer

Meldepflichtige Infektionskrankheiten

Krankheit	Verdacht	Erkrankung	Todesfall	Ausscheider
AIDS[1]	+[2]	+	+	
Abdominal-Typhus	+	+	+	+
Botulismus	+	+	+	
Brucellosen		+	+	
Cholera	+	+	+	+
Diphtherie	+	+	+	
Enteritis infectiosa[3]	+	+	+	
Fleckfieber	+	+	+	
Gasbrand		+	+	
Gelbfieber		+	+	
Gonorrhoe[4]		+		
Virus-Hepatitis		+	+	
Influenza (Virusgrippe)			+	
Keuchhusten			+	
Bakterielle o. virale Lebensmittelintoxik.	+	+	+	+
Lepra	+	+	+	
Leptospirose		+	+	
Listeriose (kongenital)		+	+	
Lymphogranulomatose inguinalis[4]		+		
Malaria		+	+	
Masern			+	
Meningitis		+	+	
Milzbrand	+	+	+	
Nosokomialinfektionen		+	+	
Ornithose	+	+	+	
Paratyphus	+	+	+	+
Pest	+	+	+	
Pocken	+	+	+	
Poliomyelitis	+	+	+	
Puerperalsepsis			+	
Q-Fieber		+	+	
Rötelnembryopathie		+	+	
Rotz (Malleus)			+	+
Rückfallfieber	+	+	+	
Scharlach			+	
Shigellenruhr	+	+	+	+
Syphilis[4]		+		
Tetanus		+	+	
Tollwut	+	+	+	
Trichinose		+	+	
kongenitale Toxoplasmose		+	+	
Trachom		+	+	
Tuberkulose		+	+	
Tularämie	+	+	+	
Ulcus molle[4]		+		
Virales hämorrhag. Fieber	+	+	+	

1) Keine gesetzliche Meldepflicht nach BSeuchG, jedoch anonyme Erfassung über Labortests
2) Verdacht bedeutet hier das Auftreten von HIV-Antikörpern. Meldung anonym an das BGA, in Bayern jedoch namentliche Meldung
3) z.B. Salmonellose, Yersiniose
4) In bestimmten Fällen, z.B. Therapieverweigerung, namentliche Meldung, sonst nur anonyme Meldung an das örtliche Gesundheitsamt.

Die Meldung, zu der jeder behandelnde oder hinzugezogene Arzt sowie das Pflegepersonal verpflichtet ist, erfolgt zweckmäßigerweise telefonisch an das örtliche Gesundheitsamt.

Abbildungsnachweis

Die eckigen Klammern am Ende des Legendentextes unter den Abbildungen verweisen auf die verwendete Abbildungsquelle:

B 102	J. Braun (Hrsg.): Klinikleitfaden Innere Medizin, Jungjohann Verlag, 5. A., 1995
B 107	B. Neumeister, B. Festner, R. Kirchhefer: Mikrobiologie und Hygiene in Frage und Antwort, Jungjohann Verlag, 1994
B 109	M. Oethinger (Hrsg.): Mikrobiologie und Immunologie, Jungjohann Verlag, 8. A., 1994
C 154	R. Siewing: Lehrbuch der Zoologie Bd.2 Systematik, Gustav Fischer Verlag, 3. A., 1985
C 156	H. Mehlhorn, G. Piekarski: Grundriß der Parasitenkunde, UTB Gustav Fischer Verlag, 4. A. 1995
C 160	A. Remane, V. Storch, U. Welsch: Kurzes Lehrbuch der Zoologie, Gustav Fischer Verlag, 6. A. 1989
E 168	W. Schmitt, W. Hartig: Allgemeine Chirurgie, 10. A., Barth Verlag
F 113	Klinische Visite, Dr. Karl Thomae GmbH, Biberach
L 157	S. Adler, Lübeck
L 215	S. Weinert-Spieß, Ulm
T 123	Hautklinik der Universität Freibug
U 149	Bayer AG

Klausurfragen !?

Die folgenden vier Original-Klausuren wurden an der Krankenpflegeschule in Freiburg gestellt. Die richtigen Lösungen finden Sie in der Randspalte.

Klausur Nr. 1

1 Welche Aussagen sind richtig?
a Bakterien sind größer als Viren
b Bakterien haben einen Zellkern
c Bakterien lassen sich im Lichtmikroskop erkennen
d Bakterien vermehren sich nur in Zellen

2 Welche Aussage ist **falsch**?
a Bakterien besitzen eine Zellwand
b Bakterien besitzen eine Zytoplasmamembran
c Bakterien teilen sich alle 4 Minuten
d Bakterien können durch Mutation gegen bestimmte Antibiotika resistent werden

3 Welche Aussagen sind richtig?
a Koagulase-negative Staphylokokken besiedeln die Haut des Menschen
b Koagulase-negative Staphylokokken sind nie pathogen
c Koagulase-negative Staphylokokken können Venenkatheter besiedeln und zu Temperaturanstieg und Schüttelfrost beim Patienten führen
d Koagulase-negative Staphylokokken sind gram-negativ

4 Welche Aussagen sind richtig?
a Staphylococcus aureus wird oft in der Nase von Krankenhauspersonal gefunden und kann von dort auf den Patienten übertragen werden
b Staphylococcus aureus kann Exoenzyme und Exotoxine bilden
c Koagulase-positive Staphylokokken werden auch Staphylococcus albus genannt
d Staphylococcus aureus kann für Lebensmittelvergiftungen verantwortlich sein

5 Welche Aussage ist richtig?
a Werden im Rachenabstrich β-hämolysierende Streptokokken gefunden, so hat der Patient in jedem Falle Scharlach
b Scharlach ist die Folge einer Sepsis mit β-hämolysierenden Streptokokken der Gruppe A
c Die β-hämolysierenden Streptokokken der Gruppe C besitzen die höchste Virulenz unter den Streptokokken
d Scharlach wird durch β-hämolysierende Streptokokken hervorgerufen, die erythrogenes Toxin bilden, wobei das Toxin für den Hautausschlag verantwortlich ist

6 Welche Aussagen sind richtig?
a β-hämolysierende Streptokokken der Gruppe B werden häufig im Vaginalabstrich gefunden
b Neugeborene können sich während der Geburt mit Gruppe B Streptokokken infizieren
c Enterokokken im Darm sind hochpathogen
d Vergrünende Streptokokken sind auch bei Nachweis im Blut immer apathogen

7 Welche Aussagen sind richtig?
a Pneumokokken können Sinusitis und Otitis media hervorrufen
b Pneumokokken sind sehr umweltresistent, so daß sie auch nach Tagen noch gut angezüchtet werden können
c Pneumokokken können besonders bei abwehrgeschwächten Patienten von der Lunge ins Blut streuen
d Pneumokokken mit Kapseln besitzen eine erhöhte Virulenz

1 a ✔ b c ✔ d
2 a b c ✔ d
3 a ✔ b c ✔ d
4 a ✔ b ✔ c d ✔
5 a b c d ✔
6 a ✔ b ✔ c d
7 a ✔ b c ✔ d ✔

8
a
b
c
✓ d

9
✓ a
b
c
✓ d

10
✓ a
b
c
d

11
a
b
c
✓ d

12
✓ a
b
✓ c
✓ d

13
✓ a
b
✓ c
d

14
a
✓ b
c
✓ d

15
a
b
c
✓ d

8 Welche Aussage ist **falsch**?

a Die Haut ist eine wichtige Barriere gegen das Eindringen von Erregern

b Über Hautkontakte können Krankheiten übertragen werden

c Druck (durch zu langes Liegen auf einer Stelle) kann die Haut so schädigen, daß es zu Liegewunden kommt

d Die Normalflora der Haut sollte man durch ständiges Waschen mit Alkohol möglichst wirksam abtöten

9 Welche Aussagen treffen zu?

a Granulozyten und Makrophagen spielen bei der Abwehr von Bakterien eine entscheidende Rolle

b Antikörper spielen bei der Abwehr von Bakterien und deren Toxinen keine Rolle

c T-Zellen bilden Antikörper

d B-Zellen bilden Antikörper

10 Welche Aussage ist **falsch**?

a Die weißen Blutzellen haben alle eine Lebensdauer von vielen Jahren

b IgM-Antikörper Nachweis spricht für eine frische Infektion

c IgA wird auf Schleimhäuten sezerniert und über die Muttermilch an das Kind weitergegeben

d IgG wird durch die Plazenta auf den Feten übertragen

11 Welche Aussage ist **falsch**?

a Der häufigste Erreger bei Harnweginfekten ist E. coli

b Katheterisierung begünstigt Harnweginfekte

c Leukozyten im Urin sprechen für einen Harnweginfekt

d 100 Keime pro Milliliter Urin sind ein sicheres Zeichen für einen Harnweginfekt

12 Welche Aussagen sind richtig?

a Für die Urinuntersuchung auf Bakterien empfiehlt sich die Abnahme von Morgenurin

b Suprapubische Blasenpunktion sollte generell zur Uringewinnung angewandt werden

c Mittelstrahlurin genügt zur bakteriellen Urindiagnostik, wenn vor Probennahme die Urethralöffnung gereinigt wird

d Harnwegskatheter sind oft mit hohen Keimzahlen besiedelt

13 Welche Aussagen sind richtig?

a Die Gonorrhoe ist eine meldepflichtige Geschlechtskrankheit

b Bei der Gonorrhoe kommt es ausschließlich zu einer eitrigen Urethritis

c Zur sicheren Diagnose einer Gonorrhoe ist die schnelle Weiterleitung eines Harnröhren- oder Cervixabstriches in ein bakteriologisches Labor erforderlich

d Bei der Frau kann eine Gonorrhoe unbemerkt bleiben und ist dann in jedem Falle unschädlich

14 Welche Aussagen sind richtig?

a Die Syphilis ist heute die häufigste Geschlechtskrankheit

b Die Chlamydiencervicitis kann aufsteigen und zur Sterilität durch Tubenverklebung führen

c Die Aminkolpitis ist eine ganz seltene Erscheinung

d Bei bestehender Aminkolpitis kommt es häufiger zu postoperativen Infektionen im Vaginalbereich, z.B. nach Dammschnitt

15 Welche Aussage ist **falsch**?

a An Hämophilus-influenzae-Infektionen erkranken besonders Kinder bis zum 5. Lebensjahr

b Hämophilus influenzae kann aus Nasen-Rachenabstrichen angezüchtet werden

c Hämophilus influenzae geht außerhalb des Körpers rasch zugrunde

d Hämophilus influenzae ist der Erreger der Influenza

16	Nennen Sie Krankheitsbilder, die von Koagulase-positiven Staphylokokken hervorgerufen werden.	**16**	
a		a	Wundinfektionen allgemein
b		b	Abszesse
c		c	Osteomyelitis
d		d	Mastitis
e		e	Pyodermie
f		f	Pneumonie
17	Nennen Sie Krankheiten oder Folgeerkrankungen, die von β-hämolysierenden Streptokokken der Gruppe A hervorgerufen werden.	**17**	
a		a	Eitrige Angina
b		b	Scharlach
			Folgeerkrankungen:
c		c	Erysipel
d		d	Akutes rheumatisches Fieber (evtl. mit Herz- und Hirnbeteiligung),
e		e	Akute Glomerulonephritis
18	Nennen Sie Bakterien, die eine Meningitis hervorrufen können.	**18**	
a		a	Pneumokokken
b		b	Hämophilus influenza
c		c	Meningokokken
d		d	Escherichia coli
e		e	Listeria monocytogenes
19	Nennen Sie Bakterien, die einen Harnweginfekt hervorrufen können.	**19**	
a		a	Escherichia coli
b		b	Proteus
c		c	Klebsiellen (u.a. Enterobactericeae)
d		d	Pseudomonas
20	Erläutern Sie Vor- und Nachteile von Nativurin im Unterschied zum Urikult.	**20**	
a	Nativurin Vorteile	a	erlaubt Beurteilung der Leukozytenzahl
b	Nachteile	b	schneller Transport oder Kühlung erforderlich, sonst falsch hohe Keimzahlen
c	Urikult Vorteile	c	kein Transportzeitproblem
d	Nachteile	d	keine Beurteilung der Leukozytenzahl möglich; genaue Befolgung der Gebrauchsanweisung unbedingt erforderlich, da sonst keine Beurteilung der Keimzahl möglich (Probleme mit Resturin)

Klausur Nr. 2

1 a ✔b ✔c d
2 a ✔b c ✔d
3 ✔a ✔b c ✔d
4 ✔a b c ✔d
5 a ✔b ✔c ✔d
6 ✔a ✔b ✔c ✔d
7 a ✔b c ✔d
8 ✔a b ✔c ✔d

1 Welche Aussagen sind richtig?
- a Durch Mycoplasma pneumoniae bedingte atypische Lungenentzündungen sind sehr selten
- b Die Mycoplasmenpneumonie verläuft schleichend über Wochen
- c Tuberkelbakterien führen zur Granulombildung
- d Zur Tuberkulosediagnostik wird der Antikörpertiter im Serum bestimmt

2 Welche Aussagen sind richtig?
- a Keuchhusten ist erst ansteckend, wenn der charakteristische krampfartige Husten auftritt
- b Keuchhustenanfälle können noch 2 Monate nach Krankheitsbeginn auftreten
- c Gegen Diphtherie impft man mit abgetöteten Bakterien
- d Der Hauptpathogenitätsfaktor des Corynebacterium diphtheriae ist das Diphtherietoxin

3 Welche Aussagen sind richtig?
- a Pseudomonas aeruginosa ist ein sehr anspruchsloser Wasserkeim
- b Beatmungspatienten sind besonders durch Pseudomonasinfektionen gefährdet
- c Anaerobier werden durch Tröpfcheninfektion übertragen
- d Anaerobier können Abszesse verursachen

4 Welche Aussagen sind richtig?
- a Clostridien sind anaerobe Sporenbildner und in der Umwelt weit verbreitet
- b Zur Therapie des Gasbrandes reicht die Gabe von Penicillin aus
- c Bei verschmutzten Wunden sollte man die Aktivimpfung gegen Gasbrand auffrischen
- d Bei verschmutzten Wunden sollte bei nicht vorbestehendem vollständigem Tetanusimpfschutz immer Aktiv- und Passivimpfung erfolgen

5 Welche Aussagen sind richtig?
- a Anaerobier sind hauptverantwortlich für Durchfallerkrankungen
- b Shigellen werden durch Schmierinfektion, Wasser und Lebensmittel übertragen
- c Salmonella typhi dringt regelmäßig ins Blut vor
- d Salmonella typhimurium gehört zu den Gastroenteritis Salmonellen

6 Welche Aussagen sind richtig?
- a Nach einer Salmonellengastroenteritis müssen solange Stühle zur Kontrolle eingeschickt werden, bis drei Stühle hintereinander frei von Salmonellen sind
- b Yersinien können eine Appendizitis vortäuschen
- c Campylobacter gehört mit den Salmonellen und Yersinien zu den Darmepithel durchdringenden Bakterien
- d Nach Auslandsaufenthalten sollte immer an eine Amoebeninfektion gedacht werden

7 Welche Aussagen sind richtig?
- a Viren sind so klein, daß man sie mit keiner Methode sichtbar machen kann
- b Der Begriff Enteroviren bedeutet, daß diese Viren über den Darm in den Körper eintreten
- c Viren mit Lipidmembranhülle sind sehr umweltresistent
- d Eine Virämie führt über Antikörperbildung zur Immunität

8 Welche Aussagen sind richtig?
- a Viruserkrankungen werden im allgemeinen serologisch diagnostiziert
- b Bei Virusmeningitisverdacht genügt die Einsendung von Liquor
- c Bei vaginalem Herpes ist die Einsendung von Bläscheninhalt sinnvoll
- d Bei vorgeburtlicher CMV Infektion kann das Virus aus dem Urin des Säuglings angezüchtet werden

9 Welche Aussagen sind richtig?
a Hepatitis B Viren werden über das Blut übertragen
b Hepatitis B Viren werden im Sperma und Speichel ausgeschieden
c Der häufigste Übertragungsweg der Hepatitis B ist die Tröpfcheninfektion
d Alle Hepatitis B Virus Infizierten sind dauerhaft infektiös

10 Welche Aussagen sind richtig?
a Die Hepatitis A Virus Infektion verläuft im allgemeinen schwerer als die Hepatitis B Virus Infektion
b IgM Antikörper gegen Hepatitis-A-Viren im Serum sprechen für eine frische Infektion mit Hepatitis-A-Viren
c Röteln ist eine gefährliche Kinderkrankheit, von der fast alle Kinder befallen werden
d Das Rötelnvirus führt beim Embryo zu Fehlbildungen

11 Welche Aussagen sind richtig?
a Der Kontagions- und Manifestationsindex für Masern liegt bei fast 100 %, weshalb fast alle Kinder diese Erkrankung durchmachen
b Mumps bei erwachsenen Männern führt fast immer zur Sterilität
c Alle Herpesviren persistieren nach Infektion lebenslang im Körper
d Reaktivierungen von Herpes genitalis bei der Mutter sind für das Neugeborene gefährlicher als eine Primärinfektion der Mutter kurz vor der Geburt

12 Welche Aussagen sind richtig?
a Cytomegalie-Viren können bei Embryonen und Feten zu Mißbildungen führen
b Menschen mit Antikörpern gegen HIV sind nach bisheriger Erkenntnis lebenslang infektiös
c HIV ist viel infektiöser als das Hepatitis-B-Virus
d HIV wird durch Blut, Sperma und Vaginalsekret übertragen. Alle anderen Körpersekrete oder denkbaren Infektionswege stellen nach heutiger Erfahrung kein meßbares Risiko dar

13 Welche Aussagen sind richtig?
a Nachweis von Candida albicans im Sputum ist in jedem Falle pathologisch
b Nachweis von Candida albicans im Urin kann auf eine Candidasepsis hinweisen und ist in jedem Falle ernstzunehmen
c Der Erreger der Borreliose zeigt viele Gemeinsamkeiten zum Syphiliserreger, u.a. einen chronischen Infektionsverlauf
d Toxoplasma gondii kann nur bei Erstinfektion Mißbildungen bei Embryonen und Feten auslösen

14 Welche Aussagen sind richtig?
a Zum Nachweis von Malaria muß Antikoagulantien-haltiges Vollblut eingesandt werden, da die Plasmodien in Giemsa-gefärbten Erythrozyten nachgewiesen werden können
b An Malaria muß bei allen fieberhaften Erkrankungen bei Rückkehrern aus warmen bzw. tropischen Ländern gedacht werden
c Die Madenwurminfektion ist auf tropische Gebiete beschränkt
d Der Spulwurm wird von Mensch zu Mensch übertragen

15 Welche Aussagen sind richtig?
a Trichinen und Bandwürmer werden durch rohes Fleisch übertragen
b Ausgewachsene Bandwürmer dringen durch die Darmwand ins Gewebe ein
c Echinococcus-Larven dringen in die Leber des Menschen ein
d Echinococcusbefall ist eine harmlose Erkrankung

9
a ✔
b ✔
c
d

10
a
b ✔
c
d ✔

11
a ✔
b
c ✔
d

12
a ✔
b ✔
c
d ✔

13
a
b ✔
c ✔
d ✔

14
a ✔
b ✔
c
d

15
a ✔
b
c ✔
d

16 Nennen Sie bitte einige wundinfektionsfördernde Faktoren!

a ...
b ...
c ...
d ...
e ...
f ...

16

a Schlechte Durchblutung
b Langwierige Operationen
c Hämatome
d Nekrosen
e Druck (Dekubitus)
f Diabetes u.a. Grunderkrankungen

17 Nennen Sie Krankheitsbilder, die von Pneumokokken hervorgerufen werden:

a ...
b ...
c ...
d ...

17

a Nasennebenhöhlenentzündung
b Mittelohrentzündung
c Eitrige Pneumonie
d Eitrige Meningitis und Konjunktivitis

18 Nennen Sie bitte je zwei Viren, die auf folgenden Wegen übertragen werden:

a Tröpfcheninfektion:
b durch Bluttransfusion:
c über Stuhlschmierinfektion:

18

a Rhinoviren, Masern, Mumps, Röteln
b Hepatitis B und Non-A-Non-B, HIV
c Enteroviren (Hepatitis A, Polio, Coxsackie), Rotaviren

19 Welche Viren werden durch Alkohol abgetötet:

a ...
b ...
c ...
d ...
e ...

19 Alle Viren mit Lipidmembranhülle. Beispiele:

a Herpesviren
b Mumps
c Masern
d Röteln
e HIV

20 Nennen Sie bitte einige Unterschiede zwischen einer viralen und einer bakteriellen Erkrankung:

a ...

b ...

c ...

d ...

20

a **Immunität:**
Viral: lebenslange Immunität bei Virämie
Bakteriell: im allgemeinen keine Immunität (Ausnahmen: durch Toxine ausgelöste Erkrankungen)

b **Eiterbildung:**
Viral: fehlt (z.B. Sinusitis, Meningitis).
Bakteriell: Eiter deutet auf bakterielle Entzündungen hin (z.B. eitrige Sinusitis/Meningitis)

c **Immunantwort:**
Viren werden durch Antikörper neutralisiert, virusinfizierte Zellen durch T-Zellen abgetötet.
Bakterien werden hauptsächlich durch neutrophile Granulozyten (Eiter) phagozytiert

d **Übertritt in das Blut:**
eine Virämie ist im allgemeinen nicht lebensbedrohlich und betrifft alle Infizierten (z.B. Kinderkrankheiten).
Eine Sepsis ist lebensbedrohlich und betrifft v.a. Abwehrgeschwächte

Klausur Nr. 3

1 Welche Aussage(n) sind richtig?
a Bakterien sind kleiner als Hefezellen
b Bakterien erscheinen in der GRAM-Färbung immer blau
c Viren lassen sich im Lichtmikroskop erkennen
d Viren vermehren sich nur in Zellen

2 Welche Aussage(n) sind richtig?
a Streptokokken sind gram-negativ
b Die Zellwand der Bakterien ist Angriffsziel von Antibiotika
c Aus einem Bakterium können innerhalb eines Tages Millionen Nachkommen entstehen
d Bakterienmutationen haben für die Antibiotikumtherapie keine Bedeutung

3 Welche Aussage(n) sind richtig?
a Staphylokokken sind gram-positiv
b Staphylococcus aureus ist ein Abszeßerreger
c Koagulase-negative Staphylokokken sind der Haupterreger der Mastitis
d Koagulase-negative Staphylokokken im Blut sind pathogen

4 Welche Aussage(n) sind richtig?
a Staphylococcus aureus in der Nase ist immer mit Krankheitszeichen verbunden
b Pyodermien können durch Staphylococcus aureus bedingt sein
c Staphylococcus aureus ist ein typischer Osteomyelitis-Erreger
d Bestimmte Stämme von Staphylococcus aureus können zu Brechdurchfall führen

5 Welche Aussage(n) sind richtig?
a β-hämolysierende Streptokokken sind häufige Erreger der Rachenangina
b β-hämolysierende Streptokokken der Gruppe A besitzen die größte Pathogenität unter den hämolysierenden Streptokokken
c Als Folge einer Streptokokken-Angina kann es zu einer Nierenentzündung kommen
d Eine Scharlach-Erkrankung sollte immer mit Penicillin behandelt werden

6 Welche Aussage(n) sind richtig?
a β-hämolysierende Streptokokken der Gruppe C besiedeln häufig die Vagina
b Enterokokken in der Vagina führen zur Neugeborenensepsis
c Pneumokokken sind typische Erreger einer eitrigen Meningitis
d Vergrünende Streptokokken gehören beim Gesunden zur Rachenflora

7 Welche Aussage(n) sind richtig?
a Lysozym in der Tränenflüssigkeit greift die Zellwände gram-positiver Bakterien an
b Die Normalflora auf der Haut des Patienten sollte bei Abnahme von Blutkulturen für die bakteriologische Untersuchung durch Alkohol möglichst vollständig beseitigt werden, um eine Kontamination der Blutkulturflasche mit Hautkeimen zu vermeiden
c Die Normalflora auf der Haut des Pflegepersonals stellt eine Gefährdung des Patienten dar
d Zu häufige Anwendung von Alkohol zur Hautdesinfektion beim Pflegepersonal kann zur Minderung der unspezifischen Abwehrkraft der Haut führen

1
a ✔
b
c
d ✔

2
a
b ✔
c ✔
d

3
a ✔
b ✔
c
d ✔

4
a
b ✔
c ✔
d ✔

5
a ✔
b ✔
c ✔
d ✔

6
a
b
c ✔
d ✔

7
a ✔
b ✔
c
d ✔

8
✔ a
b
✔ c
d

9
✔ a
✔ b
c
d

10
✔ a
b
c
✔ d

11
✔ a
✔ b
c
d

12
a
✔ b
c
d

13
✔ a
✔ b
c
✔ d

14
a
✔ b
c
d

15
✔ a
✔ b
✔ c
d

8 Welche Aussage(n) sind richtig?
- a Pneumokokken können gefährliche Augenbindehautentzündungen hervorrufen
- b Die Umweltresistenz eines Bakteriums korreliert direkt mit seiner Pathogenität für den Menschen
- c Antikörper gegen die Pneumokokkenkapseln ermöglichen die Phagozytose dieser hochvirulenten Erreger
- d Nach Pneumokokkeninfektion besteht eine natürliche Resistenz gegen Pneumokokken

9 Welche Aussage(n) sind richtig?
- a Antikörper gehören zur spezifischen Immunabwehr
- b Antikörper finden sich im Blut und auf den Schleimhäuten
- c In der Muttermilch werden keine Antikörper ausgeschieden
- d Einmal gebildete Antikörper verbleiben lebenslang im Blut

10 Welche Aussage(n) sind richtig?
- a Die weißen Blutzellen haben eine kürzere Lebensdauer als die Erythrozyten
- b IgG-Antikörper Nachweis spricht für eine frische Infektion
- c IgA-Antikörper vermitteln lebenslange Immunität
- d IgE-Antikörper stehen in Zusammenhang mit allergischen Reaktionen

11 Welche Aussage(n) sind richtig?
- a 100 000 Bakterien pro Milliliter Urin sprechen für einen Harnweginfekt
- b Bei Harnstau kommt es leichter zu Infektionen, weil das Endothel durch Druck geschädigt wird (analog zum Dekubitus)
- c Bei Katheterträgern zeigen 100 000 Bakterien pro Milliliter Urin mit Sicherheit einen Harnweginfekt an
- d Epithelzellen im Urin deuten auf einen Harnweginfekt hin

12 Welche Aussage(n) sind richtig?
- a Trübung des Urins nach längerem Stehen bei Raumtemperatur ist ein Hinweis auf einen massiven Harnwegsinfekt
- b Kurzer Schüttelfrost eines Patienten im Zusammenhang mit Katheterisierung und Leukozyten im Urin deutet auf eine Keimstreuung aus der Niere ins Blut hin
- c Die Reinigung der Urethraöffnung vor Gewinnung des Mittelstrahlurins sollte immer vom Pflegepersonal vorgenommen werden
- d Vor Harnabnahme sollte der Patient möglichst viel trinken

13 Welche Aussage(n) sind richtig?
- a Die Gonorrhoe wird durch Geschlechtsverkehr übetragen
- b Die Gonorrhoe kann zu Sterilität führen
- c Gonokokken sind sehr umweltresistent
- d Die Syphiliserreger wandern in jedem Fall ins Blut

14 Welche Aussage(n) sind richtig?
- a Chlamydieninfektionen verlaufen in der Regel mit klinischen Symptomen
- b Chlamydieninfektionen sind sehr viel häufiger als die Gonorrhoe
- c Chlamydieninfektionen führen nie zur Sterilität
- d Die Aminkolpitis steigt auf und zählt damit zur häufigsten Sterilitätsursache bei Frauen

15 Welche Aussage(n) sind richtig?
- a Listerieninfektionen verlaufen meist inapparent
- b Listerien können bei Neugeborenen eine Meningitis verursachen
- c Pneumokokken gehören zu den häufigsten Meningitiserregern
- d Mykoplasma pneumoniae gehört zu den häufigsten Meningitiserregern

16 Ordnen Sie bitte die klinischen Befunde den serologischen Befunden von Hepatitis B Virus Infizierten zu

a Patient ist geimpft
b Patient ist infektiös
c HBV Infektion hat stattgefunden
d Hepatitis noch aktiv
1 HBeAg positiv
2 HBsAg positiv
3 AntiHBc positiv
4 nur AntiHBs positiv ohne AntiHBc

16

a 4
b 1
c 3
d 2

17 Nennen Sie die fünf verschiedenen Antikörperklassen:

a ……
b ……
c ……
d ……
e ……

17

a IgA
b IgD
c IgE
d IgG
e IgM

18 Ordnen Sie den angegebenen Krankheitsbildern typische Erreger zu:

a Mastitis
b Pneumonie
c Angina
d Erysipel

18

a Staphylococcus aureus
b Pneumokokken, Mycoplasma pneumoniae
c β-hämolysierende Streptokokken (v.a. Gruppe A)
d β-hämolysierende Streptokokken der Gruppe A

19 Welche Faktoren begünstigen einen Harnweginfekt?

a ……
b ……
c ……
d ……

19

a Katheterisierung
b Durch Harnstau bedingter Druck auf das Harnwegsendothel
c Verletzung des Endothels durch Nierensteine oder Operation
d Harnröhrenverengung → Resturin in der Blase

20 Was müssen Sie beachten bei der Abnahme von Urin zur Untersuchung auf pathogene Keime?

20 Am besten Morgenurin. Sorgfältige Reinigung des Harnröhrenausganges mit Seifenlösung vor Abnahme des Mittelstrahlurins. Katheterisierung wenn möglich vermeiden. Nativurin sollte innerhalb von 2 h das Labor erreichen oder bis 24 h im Kühlschrank aufbewahrt werden. Bei Urikult Resturin im Einsendegefäß vermeiden.

Klausur Nr. 4

1: ✓a, b, ✓c, d
2: a, ✓b, ✓c, d
3: a, ✓b, c, ✓d
4: a, ✓b, ✓c, d
5: ✓a, ✓b, ✓c, ✓d
6: ✓a, ✓b, c, d
7: a, b, ✓c, ✓d
8: a, ✓b, ✓c, ✓d

1 Welche Aussagen sind richtig?
a Tuberkelbakterien sind resistent gegen Austrocknung
b Tuberkelbakterien sind resistent gegen Alkohol
c Tuberkelbakterien werden in erster Linie durch T-Zellen abgewehrt
d Jedes Kind in der Bundesrepublik sollte gegen Tuberkulose geimpft werden

2 Welche Aussage(n) sind richtig?
a Keuchhusten ist im ersten Lebensjahr eine harmlose Erkrankung
b Keuchhusten wird nur durch Tröpfcheninfektion übertragen
c Diphtherie kann insbesondere bei Säuglingen zum Erstickungstod führen
d Eine einmalige Diphtherieimpfung verleiht lebenslange Immunität

3 Welche Aussage(n) sind richtig?
a Pseudomonas aeruginosa ist in feuchtem Milieu sehr umweltempfindlich
b Pseudomonasinfektionen im Krankenhaus betreffen vorwiegend die Lunge, Harnwege und Wunden
c Anaerobier werden vom Pflegepersonal auf die Patienten übertragen
d Anaerobier finden sich massenhaft in Zahnfleischtaschen und im Stuhl

4 Welche Aussage(n) sind richtig?
a Das Poliomyelitisvirus führt umso häufiger zu Lähmungen, je früher im Leben die Infektion erfolgt
b Das Tollwutvirus wandert nicht über das Blut, sondern entlang der Nervenbahnen zum Hirn
c Eines der Zielorgane des Gelbfiebervirus ist die Leber
d Candida kommt beim Gesunden im Stuhl nicht vor

5 Welche Aussage(n) sind richtig?
a Durchfallerkrankungen bei Säuglingen im Krankenhaus werden häufig durch Rotaviren ausgelöst
b Choleravibrionen sind Enterotoxinbildner
c Blutige Stühle weisen auf eine Darmepithelzerstörung hin
d Fieber bei Durchfallerkrankungen deutet darauf hin, daß Erreger die Darmwand durchschritten haben

6 Welche Aussage(n) sind richtig?
a Gastroenteritis-Salmonellen und Campylobacter jejuni/coli werden über Lebensmittel, z.B. Geflügel, übertragen
b Darmkoliken gehören zu den Zeichen einer Infektion mit Campylobacter
c Durchfallerkrankungen sollten generell antibiotisch behandelt werden
d Nach Verschwinden des Durchfalls sind Patienten nicht mehr infektiös

7 Welche Aussage(n) sind richtig?
a Bei Virusinfektionen werden alle Zellen des menschlichen Körpers infiziert
b Viruserkrankungen hinterlassen immer eine lebenslängliche Immunität
c Virusinfektionen können auch zur Immunität führen, ohne daß Krankheitserscheinungen aufgetreten sind
d Virusausschläge (Exantheme) sind Ausdruck einer Virämie und treten nicht nur bei sogenannten »Kinderkrankheiten« auf

8 Welche Aussage(n) sind richtig?
a Viren lassen sich im Labor nicht vermehren, weshalb man Viruserkrankungen nur serologisch diagnostizieren kann
b Bei Virusmeningitisverdacht ist unter anderem die Einsendung von Stuhl sehr sinnvoll
c HIV gehört zu den Viren mit Lipidmembranhülle
d Polio-, Coxsackie-, Echo- und Hepatitis-A-Viren gehören zu den Enteroviren und können durch Schmierinfektion übertragen werden, da sie sehr umweltresistent sind

9 Welche Aussage(n) sind richtig?
a Blutkonserven werden generell auf das Vorhandensein von HBsAg überprüft
b Hepatitis B Viren können durch Geschlechtsverkehr übertragen werden
c Die Inkubationszeit der Hepatitis-B-Infektion beträgt etwa 10 Tage
d 90 % aller Hepatitis-B-Infektionen gehen in ein chronisches Stadium über

10 Welche Aussage(n) sind richtig?
a Die Höhe des IgG Titers gegen das Hepatitis A Virus gibt Aufschluß darüber, ob es sich um eine frische Infektion handelt
b Die Non-A Non-B Hepatitis wird durch Blutkonserven übertragen
c Wird bei einer Schwangeren ein IgG Titer gegen Röteln festgestellt, so ist mit einer Infektion des Embryos zu rechnen
d Bei der Rötelnembryopathie sind vor allem Herz und Hirn betroffen

11 Welche Aussage(n) sind richtig?
a Maserninfektionen verlaufen häufig ohne Krankheitserscheinungen
b Zu den Komplikationen der Maserninfektion gehört die Hodenentzündung beim erwachsenen Mann
c Herpes-simplex Viren können zu einer lebensgefährlichen Herpesenzephalitis führen
d Infektionen mit Herpesviren verlaufen im allgemeinen ohne Krankheitserscheinungen

12 Welche Aussage(n) sind richtig?
a Die Erstinfektion mit Varizellen-Zoster-Virus in den ersten drei Schwangerschaftsmonaten führt beim Embryo häufig zu Mißbildungen
b Eine Infektion mit EPSTEIN-BARR Viren kann ein leukämieähnliches Blutbild zeigen
c HIV kann in Einzelfällen durch Nadelstich übertragen werden, aber mit sehr viel geringerem Infektionsrisiko als bei Hepatitis B
d HIV ist das einzige Virus, das weiße Blutzellen zerstört

13 Welche Aussage(n) sind richtig?
a Die Vermehrung von Clostridium perfringens in tiefen Wunden läßt sich aufgrund der starken Gasbildung im Röntgenbild erkennen
b Die Ausschwemmung von zelltötenden Toxinen ins Blut stellt die lebensbedrohliche Komplikation bei Infektionen mit dem Gasbranderreger dar
c Clostridium perfringens bildet ein lebensgefährliches Nervengift, das Muskelkrämpfe auslöst
d Jedes Kind sollte gegen Tetanus geimpft werden

14 Welche Aussage(n) sind richtig?
a Infektionen mit Toxoplasma gondii sind sehr selten
b Die periodischen Fieberzacken bei der Malaria werden durch Freisetzung der Erreger aus infizierten Erythrozyten hervorgerufen
c Madenwurminfektionen machen sich vor allem durch Jucken bemerkbar
d Madenwurmeier müssen einige Wochen im Freien reifen, ehe für den Menschen infektiöse Formen entstehen

15 Welche Aussage(n) sind richtig?
a Trichinen und Bandwürmer werden durch verseuchten Salat übertragen
b Trichineninfektionen führen zu Muskelschmerzen und Eosinophilie
c Rind und Schwein zählen zu den Endwirten der Bandwürmer
d Der Mensch ist Zwischenwirt des Echinococcus

9
a ✔
b ✔
c
d

10
a
b ✔
c
d ✔

11
a
b
c ✔
d ✔

12
a
b ✔
c ✔
d

13
a ✔
b ✔
c
d ✔

14
a
b ✔
c ✔
d

15
a
b ✔
c
d ✔

16 Welche Erreger können durch intrauterine Infektion zu Hirnmißbildungen des Embryos bzw. Feten führen?

a
b
c

16

a Rötelnvirus
b Cytomegalievirus
c Toxoplasma gondii

17 Nennen Sie bitte die vier menschenpathogenen Viren, die zur Herpesfamilie gehören:

a
b
c
d

17

a Herpes simplex (1 und 2)
b Varizellen-Zoster-Virus
c Cytomegalievirus
d EPSTEIN-BARR-Virus

18 Nennen Sie bitte Virusinfektionen, die zu den sogenannten Kinderkrankheiten gehören:

a
b
c
d

18

a Masern
b Mumps
c Röteln
d Windpocken (Varizellen)

19 Welche Viren können beim Kind oder Erwachsenen zu einer Meningitis oder Enzephalitis führen?

a
b
c
d

19

a Masernvirus
b Mumpsvirus
c Herpes-simplex-Virus
d Varizellen-Zoster-Virus

20 Wogegen schützen Antikörper gegen Viren und wogegen sind sie machtlos?

20 Antikörper können Viren neutralisieren, d.h. sie können ein Eindringen der Viren in die Zelle verhindern. So unterbinden Antikörper im Blut (IgG), daß Viren über den Blutweg ihr Zielorgan erreichen (z.B. Immunität gegen Kinderkrankheiten). Antikörper können nichts gegen Viren bewirken, die sich innerhalb einer Zelle aufhalten. Um diese Viren zu beseitigen, müssen T-Zellen die virusinfizierten Körperzellen zerstören. Virusinfizierte Zellen werden aber nur als solche von den T-Zellen erkannt, wenn die virusinfizierten Zellen Bestandteile der Viren auf ihrer Oberfläche tragen (Fremdantigen). Ist dies nicht der Fall, können Viren vom Immunsystem unbehelligt innerhalb der Zelle überleben (persistieren), solange sie die Zelle nicht töten.

Index

A

B

C

D

E